脑瘤患者康复
自我管理指南

主　编 ⊙ 何正文
副主编 ⊙ 任年军　钟　喆　杨　杰

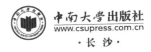

中南大学出版社
www.csupress.com.cn
·长沙·

编委会

◇ **主　编**

何正文

◇ **副主编**

任年军　钟　喆　杨　杰

◇ **编　委**

章　凯　蔡　皞　高洪波　唐　智

陈　帅　程浩峰　王　磊　邓智勇

龚建武　王　睿　聂团彪　李淑姬

周　洲　朱　青　杨　慧　卓　毅

前言

　　神经外科(neurosurgery)是外科学中的一个分支,是在外科学以手术为主要治疗手段的基础上,应用独特的神经外科学研究方法,研究人体神经系统,如脑、脊髓和周围神经系统,以及与之相关的附属结构,如颅骨、头皮、脑血管、脑膜等结构的损伤、炎症、肿瘤、畸形和某些遗传代谢障碍或功能紊乱疾病,如癫痫、帕金森病、神经痛等疾病的病因及发病机制,并探索新的诊断、治疗、预防技术的一门高、精、尖学科。

　　19世纪60年代初手术显微镜引入神经外科,因显微镜有良好的照明,清晰度高,术野内病变组织和邻近结构放大,加上配合使用双极电凝器、显微手术器械、激光刀、超声吸引等,使手术精确度和准确性更好,损伤邻近重要结构的机会减少,手术治疗效果显著提高,手术并发症和手术病死率、致残率明显降低。由于显微神经外科手术具有上述优越性,很快受到神经外科医生重视,神经外科手术由肉眼下、眼镜式放大镜下手术,进入显微神经外科时代。并在西方发达国家被普遍接受,应用逐步扩大到几乎所有神经外科手术,如颅内动脉瘤、动静脉畸形、血管重建手术、脑室内肿瘤、鞍区肿瘤、颅底肿瘤,以及过去认为属于手术禁区的脑干肿瘤和脊髓内肿瘤等。

　　《脑瘤患者康复自我管理指南》是中国抗癌协会科普教育系列参考书之一,由湖南省抗癌协会神经肿瘤专业委员会组织神经肿瘤相关领域的专家撰写而成,是一本从肿瘤科普的角度较详细地解释神经系统肿瘤的基础和临床的科普书。该书是集专业性、指导性、实用性、规范性于一体,内容涉及各常见神经系统肿瘤的书。

　　说到科普,多数人的第一反应是上学时期的课本,内容枯燥、刻板、严肃,"科普读物"似乎与"医学教育"天然相斥,这是因为医学常常给人一种深奥和复杂的感觉。其实不然,编者经过仔细研究,发现原来科普读物也可以深入浅出。

　　本书内容丰富,注重细节,具有规范性和可操作性。书中提供了丰富的病理和影像学知识,有助于读者更加直观地理解神经系统肿瘤科普内容,兼顾了实用性和研究性,是神经系统肿瘤相关学科临床和基础研究者的工具书。此书对于缩短地区及医院之间的诊治水平差距,提高我国整体神经肿瘤诊治水平,减少我国神经肿瘤病死率有积极作用。编者旨在为全国神经肿瘤医务工作者和广大涉及神经肿瘤领域的读者提供一套具有权威性、规范性、临床实用性的科普手册。

　　由于时间仓促,水平有限,不当及需要补充之处敬请大家批评指正,以便再版时修改。

编者
2024 年 1 月

目 录

第一篇

认识篇

1　人的脑袋里有哪些东西？

人脑主要由大脑、间脑、脑干和小脑等部分组成（图1-1）。

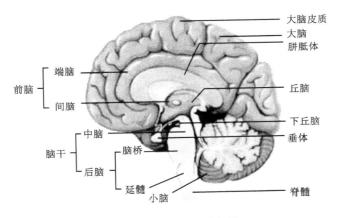

图 1-1　人脑正中纵剖图

大脑半球的表面由大脑皮质覆盖，在脑表面形成脑沟和脑回，内部为白质、基底核及侧脑室。两侧大脑半球由胼胝体连接。每侧大脑半球借中央沟、大脑外侧裂和其延长线、顶枕沟和枕前切迹的连线分为额叶、顶叶、颞叶和枕叶。此外，大脑还包括位于大脑外侧裂深部的岛叶和位于半球内侧面的由边缘叶、杏仁核、丘脑前核、下丘脑等构成的边缘系统。人类的大多数行为都发端于大脑皮质，思维、记忆、言语、肌肉运动由大脑的各区域掌控，皮质通常被称为灰质。

间脑位于两侧大脑半球之间，是脑干与大脑半球连接的中间继站。间脑包括丘脑、上丘脑、下丘脑和底丘脑四部分。间脑前方以室间孔与视交叉上缘的连接线为界，下方与中脑相连，两侧为内囊。

脑干是人脑中发育最早埋藏最深的区域，内部结构主要有神经核、上下行传导束和网状结构。人体中 12 对脑神经中的 10 对直接与脑干相连，重要的生命机能如心跳、出汗、体温、消化等都由脑干监测与控制。

小脑位于颅后窝，小脑幕下方，脑桥及延髓的背侧。小脑以小脑下脚、中脚、上脚分别与延髓、脑桥及中脑相连。小脑协调运动，一个小脑受到损伤的人，行动会变得迟缓僵硬，难以做出精细的动作。

2 人脑会长哪些肿瘤呢？

脑瘤，又称颅内肿瘤。按照起源部位不同可以分为原发性颅内肿瘤和转移性颅内肿瘤。原发性颅内肿瘤是指起源于颅内组织的肿瘤，继发性颅内肿瘤是指由身体远隔部位转移或由邻近部位延伸至颅内的肿瘤。颅内肿瘤的分类常取决于颅脑的解剖结构，我们颅脑的解剖结构有脑组织、脑室系统和脑血管系统。因此颅内肿瘤可分为脑膜起源、胶质起源、神经起源、血管起源类的肿瘤，如脑膜瘤、胶质瘤、室管膜瘤、神经鞘瘤、垂体腺瘤、淋巴瘤和转移瘤等（表 1-1）。

表 1-1　颅内肿瘤的类别及特性

颅内肿瘤类别	肿瘤特性	占颅内原发肿瘤的比例
脑膜瘤	源于脑表面的蛛网膜	15%～20%
胶质瘤	源于胶质细胞的异常增生	40%～50%
听神经瘤	源于前庭神经上支 Schwann 细胞	8%～10%
垂体腺瘤	源于垂体腺细胞	10%
脑转移瘤	人体其他部位的肿瘤转移到颅内	——

续表1-1

颅内肿瘤类别	肿瘤特性	占颅内原发肿瘤的比例
中枢神经系统淋巴瘤	淋巴造血系统的肿瘤	0.85%～2%
血管网织细胞瘤	多见于颅后窝	1%～2.5%
生殖细胞肿瘤	儿童多见，男性多于女性	0.3%～15%
表皮样囊肿和皮样囊肿	起源于椎管内外胚层的异味组织	0.5%～1.5%
颅咽管瘤	源于颅咽管残余在垂体结节的鳞状上皮细胞	2.5%～4%
脊索瘤	源于胚胎残留结构脊索组织	0.1%～0.5%

3 这些颅内肿瘤都是"脑癌"吗？有没有良性和恶性之分？

　　颅内肿瘤在肿瘤中比较特殊，颅腔是一个被颅骨严格密闭的腔隙，并且在这个腔隙中的结构能控制人体的各种生命机能。不同的脑叶和12对脑神经有其相应功能，如果有肿瘤的压迫和侵犯，就会出现相应的功能障碍或亢进，表现出相应的临床症状。例如听神经瘤常由肿瘤压迫侵犯位听神经导致患者听觉减退或丧失。这种症状与肿瘤的良恶性的关系不大，主要取决于肿瘤的位置、大小以及与周围组织的关系。一旦肿瘤位置特殊，如压迫脑干，就会危及患者的呼吸、心跳等生命中枢，导致呼吸和血液循环的抑制，直接危及生命。

　　颅内肿瘤的位置、大小以及与周围组织的关系也直接决定了手术治疗的难度。大脑表面的恶性肿瘤的手术风险要远远低于颅底、脑干的良性肿瘤。所以，颅内肿瘤不能单单去看肿瘤的恶性程度，而要结合肿瘤的位置、大小以及与周围组织的关系进行具体的分析，不要因为是恶性肿瘤而恐慌，也不要因为是良性肿瘤而掉以轻心。

4 有哪些原因可能会让人得脑瘤？什么样的人容易得脑瘤？

脑瘤确切的病因目前尚未完全清楚，可能与遗传因素、环境因素和脑本身的其他疾病有关。比如常见的脊索瘤和颅咽管瘤，往往是因为在胚胎发育的过程中，胚胎干细胞在异常部位产生异常增生，并且随着人体生长发育逐渐出现异常表现。有的则因为放射线因素以及化学药物的因素干扰，从而形成一系列肿瘤，比如胶质瘤、垂体腺瘤、松果体肿瘤等。也有的是因为未知的原因，比如神经鞘瘤等。当然，还有一些是因为以前受过外伤以及炎症性改变而形成的肿瘤，比如矢状窦旁的脑膜瘤或者蛛网膜囊肿等。

相对来说，年龄较大的人患有脑肿瘤的概率比年轻人高；长期接触放射物质的人也容易患有脑瘤；存在脑供血不足、患有其他部位的肿瘤的人，患有脑瘤的概率也会高一些。

5 有什么方法可以早期判断自己是否得了脑瘤？

脑瘤的早期症状包括头痛、恶心、呕吐，头痛大多位于前额和颞区，呈持续性疼痛且发作性加重，通常在早上头痛较重，并有正常的间歇期；可伴有视乳头水肿和视力恶化；还可有精神和意识障碍及其他症状，如头晕、复视、短暂性黑矇、突然跌倒、意识模糊、精神不安或冷漠、癫痫甚至昏迷。

如果怀疑自己得了脑瘤，要去有资质的医院进行检查，建议做磁共振成像（MRI）检查，这样能够比较准确地判断是否患了脑瘤。

第二篇

治疗篇

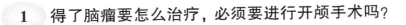

1 得了脑瘤要怎么治疗，必须要进行开颅手术吗？

脑瘤的治疗方式主要包括以下几种。

（1）内科治疗：溴隐亭治疗泌乳素垂体腺瘤等。

（2）外科治疗：切除肿瘤，降低颅内压和解除对脑神经的压迫。目前神经导航、神经显微技术和神经电生理监测为手术的成功提供了保障。

（3）放射治疗（简称放疗）：放疗可作为恶性脑瘤部分切除术后的辅助治疗。生殖细胞瘤和淋巴瘤对放疗高度敏感，经活检证实后可将放疗作为其首选治疗。对放疗中度敏感的肿瘤有髓母细胞瘤、室管膜瘤、多形性胶质母细胞瘤、生长激素垂体腺瘤和转移瘤。其他垂体腺瘤、颅咽管瘤、脊索瘤、星形胶质瘤和少枝胶质瘤对放疗低度敏感。瘤内放疗：将放射范围小的核素注入瘤腔，或将颗粒状核素植入瘤体内，依靠射线电离辐射作用杀伤肿瘤细胞，适用于囊性颅咽管瘤、胶样肿瘤和星形细胞瘤。瘤内放疗是一种立体定向放疗。

（4）化学药物治疗（简称化疗）：常用药有丙卡巴肼、卡莫司汀（BCNU）、洛莫司汀（CCNU）、依托泊苷（VP16）及顺铂等。替莫唑胺用于治疗低级别星形细胞瘤、新诊断的和复发的间变性星形细胞瘤和胶质母细胞瘤。如患者体质好，化疗可与放疗同时进行，还可应用免疫、基因、光疗及中药等治疗方法。

2 吃中药对脑瘤的治疗有好处，我可以吃中药辅助治疗吗？

人体中有血脑屏障，在血液中多种溶质从毛细血管进入脑组织，有难有易；有些很快通过，有些较慢，有些则完全不能通过。

中医药对脑瘤的治疗作用目前还缺乏明确的循证医学证据，不过有些中药可改善脑组织局部血液微循环，对患者术后神经功能康复具有一定的作用。术后的针灸康复治疗，可能对术后有神经功能障碍的患者起到一定的帮助。但是，中药成分复杂，中药的辅助治疗需要在医生的指导下进行，有些中药会损伤人体的肝肾功能，增加术中出血风险。因此在治疗脑瘤的过程中应当听从医生指导，不私自乱吃中药，不迷信"偏方"。

3 为什么糖尿病、高血压没控制好就不能手术呢？

糖尿病患者在整个围术期都处于应激状态，其并发症发生率和病死率较无糖尿病的患者高 50%。在神经外科手术过程中，高血压会引起患者颅内压增高，增加脑疝及术中、术后出血的风险。

高血压和糖尿病不是神经外科手术的绝对禁忌证，要根据患者血压和血糖的具体情况以及患者的病情来综合考量。在术前都要控制血压和血糖，将其调整到理想的状态。一般术前血压控制在 140/90 mmHg 以内，血糖要控制在 8.0 mmol/L 以内。

4 为什么来月经了医生就把我的手术取消了？

女性在月经期凝血功能降低，凝血功能较平时来说有所下降，术中出血风险增加，故对于月经期的妇女应推迟手术，以保证患者的生命安全。

5 脑瘤要怎么诊断，为什么做了 X 线检查还需要做 CT 检查？有的医生又要求做 MRI、PET-CT 检查，这些检查有区别吗？

脑瘤的诊断包括定位诊断与定性诊断。定位诊断是确定肿瘤的部位和周围结构的关系；定性诊断是确定肿瘤的性质及其生物学特性。具体诊断手段包括以下几项。

（1）颅骨 X 线检查：可提示垂体腺瘤蝶鞍扩大、听神经瘤侧内耳道扩大、骨质破坏、颅咽管瘤鞍上斑点状或蛋壳样钙化等病理改变。颅骨破坏或骨质增生多见于脑膜瘤、脊索瘤和颅骨骨瘤。儿童颅内压增高时，检查可有颅缝分离、脑回压迹增多。

（2）头部 CT 和 MRI 检查：根据颅脑肿瘤在 CT 检查显示的异常密度和 MRI 的信号变化、脑室受压和脑组织移位、瘤周脑水肿范围，瘤组织及其继发改变，如坏死、出血、囊变和钙化等，可以确定肿瘤部位、大小、数目、血供、与周围结构解剖关系，对绝大部分肿瘤可作出定性诊断。功能 MRI 可揭示肿瘤与大脑皮质功能区的关系。

（3）PET-CT 检查：PET-CT 为正电子发射计算机断层显像，将 PET 与 CT 完美融合，即由 PET 发射正电子核素提供病灶详尽的功能与代谢等分子信息，由 CT 提供病灶的精确解剖定位，一次显像可获得全身各方位的断层图像，能反映人体代谢和功能，具有灵敏、准确、特异及定位精确等特点，可早期发现肿瘤，判断肿瘤恶性程度。

6 活检手术是什么？一定要做吗？

术前通过影像学检查难以确定肿瘤的具体性质，或者肿瘤位置所在者，以及身体条件不适合做开颅手术的患者，可以考虑行活检手术。特别对于颅内淋巴瘤、生殖细胞瘤的患者，术后放化疗是主要的治疗手段，但是需要在病理学结果的确认下选择具体的用药方案和放射剂量，因此活检手术显得尤为重要。常用的活检手术方式如下。

（1）开颅活检：创伤较大，手术时间长，暴露瘤体较充分，活检成功率比较高，但对于脑深部及重要结构的病变难以实施。

（2）立体定向活检：需安装参考头架后做 MRI 或 CT 检查，术中无法实时监控穿刺深度和方向。

（3）神经导航下立体定向活检术：无须安装立体定向头架，可以在神经导航下立体定向活检，术中能实时定位监测，手术时间短、创伤小、准确性高。

7 手术前，医生安排了血、尿常规等一系列检查，这些检查都是有必要的吗？

在脑瘤术前完善相关检查是十分必要的，这对于医生了解患者整体身体状况非常关键。

血常规可以帮助医生了解患者的红细胞、白细胞、血小板等血液成分的数值，评估患者是否有贫血、炎症、凝血功能障碍等情况。血型的检查可以帮助医生了解患者血型，做好必要的术前备血，并为术中突发情况紧急用血做好准备。尿常规可以帮助医生初步判断患者有无泌尿系统疾病，评估患者泌尿系统的功能。传染病学检查可以帮助医生了解患者是否患有某些传染性疾病，例如对有病毒性肝炎的患者，应关注其凝血功能，及时补充维生素 K，并在后续的治疗中尽量避免使用增加肝脏负担的药物。

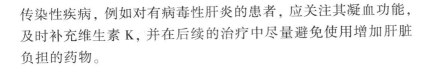

8　为什么医生告诉我要手术后做病理检查才知道我得的是什么肿瘤？有的医生还要我做基因检测，这个检查有必要吗？

目前，肿瘤的确诊依赖于病理学检查，必须从患者体内获取肿瘤组织后进行相关病理学检查才能进行确诊。对于恶性程度比较高的患者，现在新兴的分子靶向治疗在肿瘤的治疗上取得了良好的效果。基因检测就是检查患者有无特定的癌基因突变，从而导致肿瘤的发生；若能获得肿瘤相关突变靶点，就能用靶向药物对患者进行靶向治疗，这对患者的预后有非常积极的作用。

9　手术前需要做好哪些准备？

首先，需要控制好基础疾病。由于高血压、糖尿病、甲亢等慢性病会增加手术风险，所以高血压患者需要控制好血压，糖尿病患者需要控制好血糖，甲亢患者需要对甲状腺激素功能进行评估，确认可以耐受手术后方可安排手术。另外，女性患者需要避开月经期，原因是女性经期血液的凝血能力下降，这时手术必然导致更多的出血，这对手术过程、手术结果及预后来说都是不利影响。

然后，要做好麻醉评估。开颅手术通常在全身麻醉下进行，手术创伤和出血可使患者生理功能处于应激状态；外科疾病与并存的内科疾病又有各自的病理生理改变，这些因素都将造成机体生理潜能承受巨大负担。为减轻这种负担和提高手术麻醉安全性，在手术麻醉前须对患者全身情况和重要器官生理功能做出充分估计，并尽可能加以维护和纠正。因此，麻醉医生会在手术前一天对手术患者进行麻醉评估。

再者，由于术中及术后需要使用抗生素预防感染，术前会进行抗生素皮试，以预防药物过敏。术前还需要把手术区域的毛发剃剪干净，以减少细菌感染的可能。

最后，患者在术前难免产生紧张、焦虑，甚至恐惧的心理状态。这些心理状态对生理有不同程度的扰乱，并对手术期产生明显影响。因此，在术前应以关心和鼓励的方法消除患者思想顾虑和焦虑情绪。

10 手术前一晚情绪紧张睡不着觉怎么办？有时候手术安排在下午才开始，医生要求禁食，太饿了怎么办？

术前患者情绪紧张睡眠欠佳的情况比较常见，如患者过度担心次日手术而失眠，可告知值班护士和医生进行处理。医院的手术室基本上每天都是满负荷运行状态，必然有患者的手术安排在下午甚至晚上，作为患者和家属应当配合医生的治疗，医生也应该综合患者情况作出医疗决策。如无明显禁忌证，术前应给患者补充能量，维持机体正常代谢；如果患者禁食禁饮期间出现低血糖等情况，应及时反馈给医生和护士进行处理。

11 手术一般采用什么麻醉方式？

对于头皮的肿物，一般采取局部浸润麻醉的方法；对于颅内的肿物，一般采取全身麻醉的方法；对于需要术中唤醒的手术，采用两种麻醉方式的结合，包括局部麻醉和静脉全身麻醉。局部麻醉可以缓解患者的疼痛，而全身麻醉可以让患者保持一种麻醉状态来进行手术。

12　麻醉前的注意事项有哪些？

术前的注意事项包括：①注意保暖，一定不要感冒；②注意饮食，清淡饮食，多喝水，多吃水果、蔬菜，避免辛辣刺激性食品，避免鱼腥、海鲜、生姜、大蒜等食品，戒烟戒酒；③手术区域必须提前进行清理；④禁食，在手术前一天晚上10点以后不要进食；⑤有牙齿松动、佩戴假牙，或有青光眼病史者需及时告诉麻醉医生。

13　全身麻醉对记忆力有影响吗？

目前，在临床医学上没有确切的证据证明麻醉会影响记忆力。随着医学的不断发展进步，目前麻醉药品的作用时间更短，不良反应更少。手术过程中使用的麻醉药品，不但要确保患者在安全、无痛、舒适的情况下接受手术，还应在手术结束停止麻醉用药后，该药物能很快就从机体内代谢清除掉，不会对患者造成长远的影响。

14　开颅手术对人体损伤大吗？有没有无瘢痕的手术方式？

我们的脑组织外面被一层厚厚的颅骨所包围，起到良好的保护作用。当神经系统有各种病变，需要手术治疗的时候，我们首先要做的就是打开颅骨。显然不打开颅骨我们就见不到脑组织，也就无法手术治疗，但是打开多少呢？这就是神经外科医生需要考虑的问题。

在 20 世纪 40—50 年代，常见的手术方式还是肉眼下手术。自从 1968 年神经外科学家开始在手术中应用显微镜，到现在 50 多年的时间，神经外科逐渐发展进入微创时代，也就是说现在大部分神经外科的手术都是在显微镜下完成的。微创手术操作十分精细，加上如今术前影像检查以及术中导航技术已能够准确定位病变位置，所以打开头骨的范围越来越小，越来越精确，对患者的损伤也被降低到最小。

开颅手术后形成的手术瘢痕一般都位于头发发际内部，非常隐蔽，在头发生长起来以后，绝大部分都是看不出来的。只有极少部分位于发际线以外，甚至在患者的颜面部影响到患者的面部外观，在这种情况下一般会进行美容缝合。

对于垂体瘤手术，有些患者适合经鼻蝶入路手术，即手术是从鼻孔进入到颅腔，这种情况，一般从外观看是没有手术瘢痕的。

15 手术的目的是什么？何时是手术的最佳时机？

开颅手术的目的：①尽可能地切除肿瘤，降低肿瘤负荷，减轻肿瘤占位效应，解除神经压迫，有助于神经功能的恢复；②肿瘤标本送病理检测，明确肿瘤性质，为术后辅助治疗提供病理资料；③保留肿瘤标本做基因检测，可为后续的靶向治疗提供治疗靶点。

16 脑瘤患者做不做手术有什么差别？

目前对于大多数良、恶性颅内肿瘤来说，外科手术都是首选的治疗方式。对于放化疗敏感的颅内肿瘤，也需要进行外科手术或者穿刺以明确肿瘤的病理性质，才好做进一步的放化疗。

在没有特殊的情况和手术禁忌下，最佳的手术时机可以对肿瘤实现早发现、早治疗。如果放任肿瘤不管，肿瘤会进一步长大，压迫颅内神经和血管，引起神经功能损害，也会导致手术难度增加，手术风险及术后并发症增加。

17 开颅手术会有哪些风险？

开颅手术的风险有很多种，主要包括以下几个方面。

（1）出血：所有的手术都面临着出血的风险，尤其是开颅手术出血比较严重。因为脑组织血管丰富，脑部血供大概占到了全身血供的1/5，也就是说，全身的1/5血液都用来供应脑部，所以在进行开颅手术的时候，会面临着出血的风险。

（2）颅内感染的风险：手术过程中，细菌可通过切口定植颅内形成感染灶。

（3）神经功能的损伤：术后患者出现昏迷、偏瘫、失语、听力下降，甚至耳聋、行走障碍等一系列问题，可能跟术中的脑组织损伤有关系。

（4）术后术区的血肿：开颅术后，部分患者在2~3天复查头颅 CT 时，可能发现手术区域出现血肿，若出现精神状态差、昏迷，甚至癫痫发作等一系列的临床表现，这时可能需要再次手术。

（5）其他：术中脑组织可能受到牵拉，对脑血管产生影响；术后可能面临严重脑水肿，如果出现严重的脑水肿可能需要去骨瓣减压。

此外，术后长期卧床可能会导致肺炎，诱发心脏方面的疾病，如冠状动脉粥样硬化性心脏病；还可能诱发双下肢的静脉血栓形成，以及一系列的内科问题，包括应激性溃疡、消化道出血等问题。

18 开颅手术的后遗症有哪些？

一般的开颅手术，顺利的情况下后遗症发生的情况并不多。具体的后遗症要根据肿瘤部位、大小、与周围神经血管的关系，以及术中情况等综合情况而确定。一般情况下，开颅术后的后遗症通常有头痛、头晕、恶心等，也可能遗留颅骨缺损，癫痫发作，肢体活动障碍，语言表达能力下降或者认知功能障碍，计算力、认知力低下，以及脑积水、脑萎缩等。因此开颅术后的后遗症与原发疾病及其治疗措施密切相关。一般术后出现的头痛、头晕等，若没有相关局灶性症状，以休息、心理治疗为主；而对于有明显肢体、语言功能障碍的患者，则需要长期使用药物及进行康复治疗。

19 术中冷冻切片病理检查是什么，有什么目的？与常规病理检查有什么区别？

术中快速病理现在一般采用冰冻机（特殊的冰冻设备）将标本快速冷冻切成 4~10 微米厚的切片，然后快速制片，进行紧急病理诊断，可短时间内出结果，一般从接到标本到得出病理报告仅需要 30 分钟左右。术中快速冷冻切片病理检查的开展大大提高了临床手术术式选择的灵活性和准确性。而常规病理检查一般采用石蜡切片，要经过几十道烦琐的工序，耗时几十个小时，从接到标本到出病理报告要 3~6 天，甚至更长时间。但是，做完术中快速冷冻切片病理检查后，一定还要进行常规石蜡切片病理诊断，并且要以后者为准。

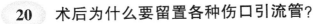

20　术后为什么要留置各种伤口引流管？

开颅手术后，为了将血性脑脊液、冲洗液、创腔渗液引流出来，常常需留置引流管 48～72 小时，以达到降低颅内压，减轻头痛，防止积血、积液形成的目的。拔出引流管后通常会将管口缝合，需要注意观察引流管口是否愈合良好，是否有液体或者血液流出。

21　手术中失血量大概多少？需要输血吗？

对于普通开颅肿瘤切除术来说，术中出血一般不超过 400 mL，主要出血源于开颅过程中头皮出血及肿瘤切除过程中的微血管出血。手术过程中，麻醉医生会根据患者术中的血压、心率和血气分析结果，判断其血容量的变化。对于特殊部位的肿瘤，如肿瘤与大血管毗邻，或是开颅路径需要经过大血管，在这种情况下操作可能会引起大血管的损伤而导致大量出血，此时失血量往往是巨大的。患者大量失血时，麻醉医生及巡回护士会去血库拿血，对患者进行输血治疗。在手术前，手术医生会告知患者及家属出血风险，并签署输血同意书。

22　术前医生会讨论手术方案吗？术中如果手术方案有变化会与患方沟通吗？

术前讨论于手术前一天进行，由科室内具有主任医师或副主任医师以上专业技术职称资格的医生主持，对手术范围、拟实施手术方式和术中可能出现的问题及应对措施等进行讨论。讨论内容包括：患者术前病情评估的重点范围、手术风险评估、术前准备、临床诊断、拟施行手术方式、麻醉方式、手术风险与利弊、明确是否需要分次完成手术、手术适应证、术中术后并发症、手术意外及防范处理预案。

为了实施保护性医疗措施，术前谈话应由术者或经治医生将患者拟行手术等如实告诉具有完全民事行为能力的患者本人。将患者的病情、拟行手术、医疗措施、医疗风险等如实告知患者家属或代理人，及时解答患方的咨询，并由具有完全民事行为能力的患者及家属共同签署相关的知情同意书。如术中须改变手术方式，或手术过程中患者的组织器官发生特殊情况须摘除，但术前未告知患者及家属的特殊情况，此时必须先请示上级医生，并告知患者家属，授权委托人签字同意后方可进行。

23 一般的开颅手术都有哪些步骤？手术时间大约是多久？

开颅手术的方式有很多种，针对不同的疾病其手术的方式也存在多样化。开颅手术的过程：患者通过全身麻醉之后，手术医生消毒铺巾，根据疾病的需要选择合适的手术入路进行开颅，开颅时先切开头皮，然后分离颅骨，切开硬脑膜，最后对颅内的病变进行相应的处理。病变处理结束之后，通常需要放置引流管，最后逐层关颅即可。对于进行开颅手术后的患者需要动态复查头部 CT，以评估手术之后的效果。

对于常规开颅手术来说，手术时间一般为 4~6 个小时，加上术前准备，麻醉及术后醒麻醉的时间，家属在外等待的时间可能为 8~10 个小时。

24 开颅手术团队都有哪些呢？具体分工是怎么样的？

　　一台开颅手术要顺利完成，需要一个神经外科手术团队，一般包括麻醉医生、主刀医生、一助医生、二助医生、巡回护士、洗手护士。手术团队的灵魂和核心是主刀医生，主要负责手术中最难也是最危险的肿瘤切除过程。一助医生和二助医生主要负责开颅、关颅的主要过程，且一助医生需配合主刀医生切除肿瘤。

25 开颅手术会感觉到痛苦吗？

　　在开颅手术的过程当中，患者处于全身麻醉状态，没有任何的知觉，没有任何的意识活动，也不会有任何的记忆。手术之后虽然有一定的疼痛，但是可以通过相应的手段进行缓解。

26 哪些情况下肿瘤不能全切呢？

　　有些良性肿瘤是位于大脑深部，如海绵窦区、蝶骨嵴内侧、斜坡的脑膜瘤，因为与重要的神经、血管关系比较密切，手术的风险较大，手术难以完全切除。术后应该进行进一步的放疗，特别是立体定向放疗（如伽玛刀），通过放疗可以杀灭残存的肿瘤细胞，以及抑制肿瘤的生长，对于延长患者的寿命，以及降低肿瘤的复发率是有好处的。

　　有些恶性肿瘤（如胶质瘤），由于生长迅速，与周围神经组织紧密结合，边界不清，只有通过切除浸润性肿瘤细胞，才能实现真正意义上的全组织切除。但是由于胶质瘤位于脑组织这样一个特殊的部位，不可能把被肿瘤侵犯的脑组织无限制切除，这会造成严重的功能损害甚至是死亡。因此，只能在保护患者功能和安全的情况下，最大程度地切除肿瘤。

第三篇

康复篇

1 脑瘤术后饮食的注意事项有哪些？

脑瘤是临床较常见的疾病，手术是治疗本病的主要方法，术后患者机体营养摄入不足，会严重影响恢复。术后饮食可明显改善患者的营养吸收，有助于患者承受脑瘤手术对自身的压力，提高免疫力，达到较好的治疗效果。一般在脑瘤手术结束 24 小时后，肛门已排气，患者无恶心呕吐，就可以开始进食。饮食顺序为先汁、后粥，再过渡到易消化的食物，直至正常饮食。一般 1 周左右恢复正常饮食。

脑瘤术后饮食需注意以下几点：①提高患者食欲，调整饮食结构，多食用一些助消化及养胃健胃的食物，如牛奶、地瓜、小米等，促进肠胃功能的运行；②注意补充营养，补充足够的热量，多补充一些高蛋白、高维生素的食物；③脑瘤患者要注意养成良好的饮食习惯，宜清淡饮食，多吃养胃、易消化的食物，禁忌吃生冷、辛辣、刺激性食物，以减少对胃肠刺激。

2 脑瘤术后需要长期服药吗？

有些脑瘤需要结合药物治疗才能获得较好的疗效。如恶性脑胶质瘤需要术后辅助化学治疗；如垂体泌乳素瘤，对于溴隐亭敏感，通过长期服用药物可以获得良好的疗效，有些患者甚至可以完全康复；如脑瘤引发的癫痫患者，需要长期服用抗癫痫药物。脑瘤术后接受长期、规范化的化疗，可明显巩固手术效果，使患者得到长期获益。

3　服药期间需要注意什么？

总体来说，服药期间需要注意：①需要在医生的指导下服用药物，严格遵照医嘱执行；②需定期联系主治医生，定期复查肝肾功能、血常规，以便医生全程掌控药物对患者的影响；③停药不可随意，需依照医生的指导意见执行。医生应综合各种方案，帮助患者取到较满意的治疗效果。

4　脑瘤术后药物不良反应及注意事项有哪些？

药物不良反应是指某种药物导致的躯体及心理反应、毒性反应、变态反应等非治疗所需的反应。脑瘤患者术后用药需注意：①明确患者的过敏药物，从而避免使用，完善患者的药物黑名单。②对患者合理使用药物。尽量口服给药，避免不必要的联合用药，禁止患者自行服药，并注意药物间的相互作用。③告知患者若出现药物不良反应，需及时和主管医生取得联系或就近就医，在医生的指导下平稳度过困难时期。

5　脑瘤术后常见并发症有哪些？

脑瘤手术风险很高，患者易出现术后并发症。患者在术后可出现以下表现。①发热：当超过 38℃，需注意排除感冒引发的发热。②癫痫：患者术后出现肢体不自主抽搐、意识不清等表现，一般可自行缓解；也有患者出现幻嗅、幻视等异常感觉。③头痛、呕吐：脑瘤患者术后多出现脑水肿致颅内压力高于正常，易出现短期头痛、呕吐等症状。④精神萎靡或意识障碍：若患者术后表现嗜睡、厌食、沉默不语甚至深睡不醒，此类状况较严重，须紧急就医。其主要原因有甲状腺激素水平低下、电解质紊乱、脑水肿等。⑤口渴、尿崩：多发生在垂体瘤、颅咽管瘤等鞍区病变患者中，易出现电解质紊乱、萎靡不振等表现。

6　脑瘤术后声音嘶哑的处理方法有哪些？

脑瘤患者术后易出现神经功能障碍，如吞咽困难以及饮水呛咳、声音嘶哑等，多在术后 1 年内恢复或部分恢复。处理方法：①需加强神经功能锻炼，如高压氧、针灸、理疗促进神经功能恢复；②加强补充富含维生素 A 和维生素 B 等多种维生素的食物，以促进神经损伤恢复；③术后尽早行面—副神经吻合术。

7　术后伤口感染了怎么办？处理方法有哪些？

脑瘤患者术后伤口感染处理原则是引流排脓，如有必要，可以拆除缝线，扩大伤口，彻底引流。伤口内用双氧水和生理盐水反复冲洗，有坏死组织的应清创，并用抗生素纱布填塞伤口内；伤口皮肤接受三遍脱碘消毒，并保证伤口敷料每天一换。

8　脑瘤术后放疗是什么？

脑瘤术后放疗是指利用高能射线治疗肿瘤，从而破坏肿瘤细胞，防止肿瘤细胞复制，达到治疗肿瘤的目的。当前脑瘤放疗的方法主要有外照射放疗、立体定向放疗（伽玛刀治疗）、陀螺刀治疗、质子放疗等。放疗一般需要一定的时间才能起作用，如接受数日或数周的治疗，肿瘤细胞才会开始死亡，并在放疗后持续死亡数周或数月。放疗可以安全地用于手术弊大于利的良性和恶性脑肿瘤，且不良反应较少，可提高脑瘤患者术后生活质量。

9 什么是立体定向放疗、质子和重离子放射治疗？

立体定向放疗是指利用专门的设备，通过立体定向和定位技术，实现小场聚焦放疗。它是立体定向放射外科和分割立体定向放疗的总称。质子和重离子放射疗法是一种国际尖端放疗技术。质子和重离子是同一粒子线的一部分，粒子线形成能量布拉格峰，可以减少对健康组织的损害，同时为肿瘤提供聚焦的冲击波。

10 什么是伽玛刀、射波刀、TOMO 刀？如何选择放疗技术？

伽玛刀不是刀，但作用相当于手术刀，可达到消除肿瘤的目的。伽玛刀为一个能定位的、以放射方式治疗的设备，先通过定位，再通过钴^{60}放射产生的γ射线达到杀死肿瘤细胞的效果。射波刀，又称"立体定位射波手术平台"，是全球最新型全身立体定位放射外科治疗设备。它可治疗全身各部位的肿瘤，只需3~5次的照射，即可杀死肿瘤组织，是唯一综合"无伤口、无痛苦、无流血、无麻醉、恢复期短"等优势的全身放射手术方式。螺旋断层放疗系统（TOMO）是集调强适形放疗、影像引导调强适形放疗、剂量引导调强适形放疗于一体，其独创性的设计使直线加速器与螺旋CT完美结合，突破了传统加速器的诸多限制，在CT引导下360°聚焦断层照射肿瘤，对恶性肿瘤患者进行高效、精确的治疗。至于选择何种放疗方式，需要结合患者病情及其基本的经济状况再作决定。

11　脑瘤术后放疗的流程有哪些？

　　脑瘤患者术后放疗需要进行模拟治疗、设定治疗程序、正式放疗、关注治疗后不良反应。模拟治疗期间患者将接受成像扫描，完成皮肤标记。在整个模拟治疗过程中，请勿直视红色光束，并全程与放疗师进行沟通，治疗期间需佩戴面罩或枕颏带。放疗师会制作全新的、个体化的面罩或枕颏带，并塑形以更加贴合患者的头部，并将模拟姿势用照片记录，以确保正确的位置。皮肤上用马克笔做标记，标记一般不会超过针头大小，模拟治疗结束后，可以将马克笔标记洗掉。

12　为什么放疗要等待一段时间才能开始？放疗大概需要多少时间？

　　因为在模拟治疗结束之后到正式治疗开始之前的这段时间内，放射肿瘤医生将与团队合作制订放疗计划。如使用模拟治疗时的影像来勾画放疗时的放射线束的角度和形状，需要经过精心设计和检查，一般需要 1~10 天。

　　放疗时间一般根据总放射剂量和不同部位、不同脑瘤放射生物效应的不同，由医生决定。一般需要 6~8 周的时间。放疗过程中，尽量不要中断治疗，以免延长治疗时间，降低放疗效果。为了缓解紧张情绪，患者需和治疗师紧密沟通，明确治疗全过程，增强自身的信心，从而更好地完成治疗。

13 放疗会导致脑瘤患者免疫力下降吗？

放射线导致人体免疫功能下降的原因可能是，辐射损害了控制人体免疫力的器官。一个典型的例子就是放射线"抑制骨髓"。骨髓具有产生血细胞的重要功能，血细胞包括白细胞，而白细胞在免疫中起主要作用。特别是在成年人中，脊柱的骨髓在造血中起着核心作用。然而，放射线会损害骨髓并干扰血细胞的产生，导致白细胞的产生也减少，因而引起免疫功能下降。但是，在进行此类治疗时，如果患者已经住院并采取了针对感染的预防措施，由于脑瘤术后的放疗部位大多数为头部，对全身的骨髓造血系统影响较小，故发生感染的可能性并不高。

14 什么是放射性脑损伤？怎么处理？

放射性脑损伤是指电离辐射后出现的脑部损伤，可以发生在电离辐射后的任何时间，以照射结束后 6~48 个月最为常见。它是脑瘤患者接受放疗后，因神经细胞和颅内血管受损出现的一系列病理生理改变，影像学可显示相关脑部病灶。其药物治疗有糖皮质激素类药物、贝伐珠单抗、脱水药、脑保护治疗药(胞二磷胆碱、神经节苷脂、注射用鼠神经生长因子、维生素 B_1 等)及自由基清除剂(艾地苯醌、超氧化物歧化酶、维生素 E 等)，还可进行高压氧治疗。

15 脑瘤术后为什么要做化疗？

脑瘤的化疗是指运用化学药物治疗脑瘤的方法。脑瘤化疗的目的主要分为三类：第一类是治愈脑肿瘤，使良性脑肿瘤或恶性脑肿瘤消失；第二类是控制脑肿瘤，即抑制脑肿瘤生长和扩散，为脑瘤患者提供最好的生活质量；第三类是指使用化疗药物减轻脑肿瘤引起的症状，虽然不能延长脑瘤患者的生命，但可以提高脑瘤患者的生活质量。医生会依据脑肿瘤的不同类型决定化疗间隔。

16　脑瘤术后患者多久复查一次？需要复查哪些项目？

脑膜瘤复查：术后每 3 个月进行一次复查，这样检查一年后，第二年每 6 个月复查一次。胶质瘤复查：一般低级别的脑胶质瘤需要每 4~6 个月复查一次，高级别的脑胶质瘤需要每 3 个月复查一次。复查项目一般都是增强 MRI、肝肾功能、血常规等检查，特别是针对化疗的患者，为了及时防治化疗药物对肝肾功能的损伤，更要常规复查肝肾功能、血常规。除了增强 MRI，有时候还需要做特殊的磁共振波谱成像（MRS）检查，可及早发现肿瘤复发。特殊情况下还可进行脑肿瘤正电子发射计算机断层显像（PET-CT）检查。

17　脑瘤常用的化疗药物有哪些？

目前常用的化疗分为口服化疗、静脉化疗、鞘内化疗及同步放化疗等。①口服化疗药：替莫唑胺可透过血脑屏障，治疗恶性胶质瘤可取得良好效果。②静脉化疗药：最常用有效的化疗药物是烷化剂，如卡莫司汀、洛莫司汀等，其他如铂类、生物碱类药物作为联合用药可以提高有效率。③鞘内注射药：MTX（甲氨蝶呤）、阿糖胞苷。脑瘤主要的靶向药物有贝伐珠单抗、尼妥珠单抗、依维莫司、维罗非尼，吉非替尼等。

18 化疗常见不良反应有哪些？怎样预防和减轻这些不良反应？

　　常见的化疗不良反应：脱发、贫血、胃肠道反应、血小板抑制、肝肾功能损伤、腹泻等。为缓解不良反应，其处理方法：①选择剪发或剃发可以给患者带来一种可控的感觉；②给予红细胞生成素刺激机体造血功能；③若有腹泻，可以给予止泻宁或者易蒙停等。

19 基因检测对脑瘤患者有何好处？

　　基因检测对于脑癌患者的精准治疗不可或缺。随着高通量测序技术的发展，检测成本下降，技术灵敏度更高，从而能更真实地获取脑肿瘤变异全景，更好地指导脑瘤患者的靶向治疗、免疫治疗，评估治疗疗效及预后，指导脑肿瘤患者的个性化诊断与治疗，也可以为脑瘤患者判断遗传风险。常需做基因检测的脑瘤有胶质瘤、髓母细胞瘤、神经纤维瘤等。

20 脑瘤的免疫治疗是什么？有哪些药物？

　　每个人体内都有自身的免疫系统。在正常情况下，人体内的免疫系统，是对肿瘤细胞进行识别和清除，但在肿瘤患者中，其体内的免疫系统大多受到了抑制。肿瘤的免疫治疗就是通过给予患者免疫调节剂，调动其机体的天然防卫机制，对肿瘤细胞进行识别和清除，达到治疗的目的。

　　肿瘤的免疫治疗为继手术、放疗、化疗后的第四种肿瘤治疗方法。当前脑瘤的免疫治疗主要研究：①抗 PD-1/PD-L1 治疗。

一般不推荐在 *MGMT* 启动子非甲基化新诊断的神经母细胞瘤患者中使用抗 PD-1 治疗。不推荐在复发的脑胶质瘤患者中使用抗 PD-1 治疗。复发脑胶质瘤患者可参与抗 PD-1 新辅助治疗的临床试验。②细胞免疫治疗。如过继免疫细胞治疗、肽疫苗、树突状细胞免疫治疗等。在 CAR-T 细胞疗法中，脑胶质瘤 CAR-T 细胞临床试验的常用靶点包括 EGFRv Ⅲ、erbB2/HER2 以及 IL-13Rα2 等。③溶瘤病毒：目前胶质瘤临床研究中使用的病毒种类多样，包括腺病毒、风疹病毒、单纯疱疹病毒、重组非致病性脊髓灰质炎-鼻病毒嵌合体、逆转录病毒等。

21　什么是脑瘤临床试验研究？参加临床试验研究有什么好处呢？

　　临床试验是对癌症治疗方法的研究，研究对象可能是一种新药或者新的放疗、化疗方案。通过临床试验，可以探究新方法的治疗效果和不良反应。在临床试验之前，新方法已经在分子、细胞水平得到了疗效的验证，并且经过了小鼠、猴子等动物实验证实了一定的安全性，最后才允许进行临床患者的尝试，目的是使治疗方案效果更好或者不良反应更少。

　　参加临床试验有可能在该方法上市之前获益，同时脑瘤试验也会帮助研究者了解脑瘤，从而帮助其他脑瘤患者。

第四篇

脑瘤科普知识问答

第一章　脑胶质瘤科普知识问答

1　脑胶质瘤就是"脑癌"吗？

　　脑胶质瘤是一种来源于神经上皮组织的恶性肿瘤，俗称"脑癌"，是中枢神经系统最常见的恶性肿瘤。占成人颅内原发肿瘤的 50%~60%，年发病率为(5~8)/10 万。5 年病死率在全身肿瘤中仅次于胰腺癌和肺癌。

2　脑胶质瘤会遗传吗？什么年龄段的人发病率高？男女发病率有差别吗？

　　从目前的科研结果及临床观察来看，没有显示脑胶质瘤有遗传给后代的证据。脑胶质瘤的发病年龄有两个阶段，最常见的一个阶段在 30~40 岁，但一半以上的胶质母细胞瘤患者发病年龄>65 岁；另外一个阶段在 10~20 岁，此时有一个发病的小高峰。脑胶质瘤发病的男女比例为男：女＝1.85：1。

3 是什么原因使人得脑胶质瘤？手机使用多了会患脑胶质瘤吗？

不单是胶质瘤，人类绝大多数肿瘤的发病原因尚不清楚，因此人们预防肿瘤的发生也是比较困难的。到目前为止，还没有任何科学证据显示使用手机与罹患脑瘤甚至胶质瘤有任何相关性。但是健康的生活方式和心态应该是预防肿瘤发生最基本的条件。

4 脑胶质瘤需要做手术吗？

绝大多数脑胶质瘤患者都需要手术治疗，除非肿瘤巨大或位于重要的功能区，手术后效果很差；或者肿瘤极小诊断尚不明确，需要动态观察。胶质瘤手术的目的：一方面减轻颅内的肿瘤负荷，为后期放化疗做准备；另一方面为了明确诊断。

5 脑胶质瘤有什么常见表现？

脑胶质瘤患者共同的症状体征是出现颅内压高的表现，即头痛、恶心呕吐、视物模糊，也称"颅压高三主症"。另外，根据肿瘤所在的部位也会出现相应的症状，比如肿瘤位于运动区会出现不同程度的偏瘫，位于额叶、颞叶等会发生癫痫及认知功能障碍等。

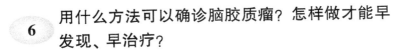

6　用什么方法可以确诊脑胶质瘤？怎样做才能早发现、早治疗？

　　定期体检对于疾病的早期发现、早期治疗至关重要，对于胶质瘤也是如此。每年的头部 CT 或 MRI 检查可以早期发现脑胶质瘤，并实现早期治疗。

　　如果出现头痛、恶心甚至呕吐，怀疑颅脑疾病时最快捷和方便的办法是行 CT 及 MRI 检查。检查时建议进行平扫加增强扫描（静脉注射造影剂后的扫描），根据病变的部位、大小、形状、范围，选择增强程度，必要时还需进行功能 MRI 检查(fMRI)。

7　脑胶质瘤都是恶性的吗？有没有良性的？

　　世界卫生组织（WHO）把脑胶质瘤分为四级，即 Ⅰ 级、Ⅱ 级、Ⅲ 级、Ⅳ 级，级别越高，恶性程度越高。在临床上把 Ⅰ 、Ⅱ 级胶质瘤称为低级别胶质瘤，是组织学偏良性的肿瘤；Ⅲ 、Ⅳ 级胶质瘤称为高级别胶质瘤，是组织学偏恶性的肿瘤。其中，Ⅰ 级胶质瘤目前从病理学角度考虑为真正良性胶质瘤；胶质瘤Ⅳ级又称为胶质母细胞瘤，是恶性度最高的脑胶质瘤。

8　脑胶质瘤可以治愈吗？肿瘤会全身转移吗？

　　脑胶质瘤除了 Ⅰ 级胶质瘤以外，其他级别胶质瘤治愈率非常低。这和胶质瘤浸润性生长的生物学特性相关。手术不能完全切除，同时胶质瘤对放化疗敏感度低，使肿瘤随着时间而持续生长。但由于胶质细胞只存在于颅内，因此脑胶质瘤仅在颅内播散而不向颅外转移。

9 恶性胶质瘤的治疗还有意义吗？

可以肯定地说即便患上高级别胶质瘤，其治疗仍有很重要的意义。据统计即便患有恶性度最高的胶质母细胞瘤，经过系统的治疗仍有 5.2% 患者达到 5 年的生存率。随着电场治疗的使用及靶向治疗药物的研发，相信胶质瘤的治疗会使更多的患者获益，作为患者应有信心积极配合医生的治疗。

10 脑胶质瘤的标准治疗方案是什么？可以不做手术只做保守治疗吗？

脑胶质瘤的标准治疗方案分为三大部分，包括手术治疗、同步放化疗和辅助化疗及电场治疗三个阶段，我们俗称胶质瘤治疗"三部曲"。其中手术治疗是脑胶质瘤治疗中最重要的部分，它能够迅速减轻肿瘤负荷，降低颅内压，为后续放化疗及电场治疗做准备，因此一般情况下患有脑胶质瘤者必须首先行手术治疗。根据患者肿瘤级别不同治疗方案也略有不同，参考患者的不同情况，包括分子诊断结果医生会为每个患者制定个体化的治疗方案。

11 脑胶质瘤可以做微创手术吗？

由于脑胶质瘤呈浸润性生长，手术原则是在安全情况下扩大切除，因此一般情况下微创手术不适宜脑胶质瘤手术切除，除非肿瘤生长范围比较小或者仅做立体定向活检患者，可以考虑行微创手术。

12 据说胶质瘤手术切除很难彻底，胶质瘤手术切不干净会有什么症状呢？目前有什么新的技术使手术更彻底呢？

由于脑胶质瘤呈浸润性生长，特别是 Ⅱ～Ⅳ 级胶质瘤手术几乎不可能 100% 切除干净。如果肿瘤位于重要的功能区，比如脑干、丘脑、下丘脑、语言区、运动区等，为保留功能更是很难将其切除干净，否则会造成患者瘫痪、失语、昏迷等严重后果。

为了使手术切除胶质瘤更加干净、彻底，术前可使用多模态技术；病变位于功能区时术中可采用唤醒手术。此外，电生理检测技术、术中 B 超、术中磁共振成像等都可以提高胶质瘤切除率。

13 胶质瘤术后复发了怎么办？术后需要做放射治疗和化学药物治疗吗？

脑胶质瘤术后复发仍然可以再行手术，甚至可以做第三次手术，但再次手术患者的肿瘤病理分级可能会升高。另外，再次手术后可能会使患者肿瘤无进展生存期（PFS）较前次缩短。并且由于胶质瘤呈浸润性生长的生物学特性，手术很难把肿瘤完全切除干净，因此术后的放化疗是必不可少的治疗过程。

14 基因检测对脑胶质瘤患者的治疗有什么帮助？为什么胶质瘤术后要做基因检测？不做可以吗？

由于传统的组织病理学检查不能全面反映肿瘤的生物学特性，随着医学技术的发展，肿瘤基因检测技术应运而生。通过基因检测可以分析出脑胶质瘤对于化疗药物的敏感性，还可以预测脑胶质瘤患者的预后情况。这对医生判断患者的病情严重程度，设计患者未来的治疗方案都有着非常重要的参考价值。因此每位胶质瘤患者手术后必须做基因检测，这是医生对疾病诊断和治疗的重要依据，不是可有可无的检测。

15 听说最近有一种治疗胶质瘤的新方法叫 TTF，是真的吗？

这是真的。TTF 即肿瘤电场治疗，是由以色列科学家首先研制出来用于肿瘤治疗方法，并于 2011 年和 2015 年经美国 FDA 批准用于复发胶质母细胞瘤和新发胶质母细胞瘤患者的治疗。2018年首次登陆中国香港用于抗肾小球基底膜病患者的治疗。2020年经中国 CFDA 批准在中国内地开始使用 TTF 治疗脑胶质母细胞瘤，并写入 2020 年中国脑胶质瘤治疗指南中。

16 TTF 治疗胶质瘤的原理是什么？有什么不良反应？

TTF 的原理简单概括就是利用中频、低电磁场（100~200 Hz）干扰肿瘤细胞的有丝分裂，阻止肿瘤的生长来达到治疗肿瘤的目的。对于脑胶质瘤来说 TTF 的不良反应非常轻微，最常见的就是头皮贴电极片的部位出现皮疹，用糖皮质激素软膏涂抹患处即可。

17 胶质瘤有无靶向药治疗？效果如何？

除贝伐珠单抗外，目前对脑胶质瘤还没有其他适宜的靶向药物治疗。现全世界对于脑胶质瘤有非常多的临床试验，希望在未来的时间能够研发出专门针对脑胶质瘤治疗的靶向药，我们期待着那一天的到来。

第二章　脑转移瘤科普知识问答

1 **脑转移瘤是什么？**

　　脑转移瘤是颅内肿瘤的一种，指原发于身体其他部位的肿瘤细胞通过某种途径转移到颅内，并在颅内形成新的病灶。亦有部分患者找不到原发灶，即使进行手术后仍不能确定肿瘤来源。脑转移瘤的发病年龄高峰为 40~60 岁，男性多于女性。脑转移瘤包括脑实质转移和脑膜转移，脑膜转移较脑实质转移少见，但预后更差。

2 **脑转移瘤是癌症晚期吗？能活多久？**

　　脑转移瘤不仅属于癌症，而且还是全身各个器官系统癌症的最严重的并发症，也是成年人最常见的脑肿瘤，其发生率约为颅内原发性肿瘤的 10 倍。脑转移瘤已属于肿瘤的晚期，治疗的目的只是为了延长患者的生存时间。

　　一般来说脑转移瘤患者，一旦出现症状，往往提示患者有比较重的颅内高压，如果不进行治疗的话，大多数脑转移瘤患者，只能存活 1~3 个月；对于已经出现严重颅内压增高，甚至有脑疝表现的患者，可能一两周之内就会危及生命，所以我们还是建议积极治疗。通过手术、放疗、化疗等方法，对患者进行积极治疗，特别是在患者全身其他部位肿瘤控制效果比较好的情况下，脑转移瘤患者预期生存期，可以达到几年甚至 10 余年之久。随着手术技术和临床诊疗方面的进步，对脑转移瘤患者进行积极治疗，还是十分必要的，这对于提高患者的生存期生存质量，都有很大帮助。

③ 脑转移瘤有可能是良性吗？

转移性肿瘤是良性的可能性不大。判断原发肿瘤的良恶性，其中一个就是要看它是否会转移。出现转移瘤时，患者应及时到医院就诊，完善相关检查，明确原发灶，采取相应的治疗措施。根据肿瘤的部位、病理类型、分期、个人体质等情况，采取不同的治疗方案。

④ 脑转移瘤最常见的原发肿瘤是什么？还有哪些肿瘤容易发生脑转移？

脑转移瘤主要来自肺部、乳腺的肿瘤，此外，位于消化道、肝、胰、子宫、卵巢、甲状腺、肾上腺、前列腺、肾、骨骼等部位的恶性肿瘤及黑色素瘤均可转移至脑。脑转移瘤 50% 来源于肺癌，其中腺癌和未分化癌比鳞癌更易发生脑转移。亦有 5%~10% 的患者找不到原发灶，即使行颅内术后仍不能确定肿瘤来源。

近年来，随着肺癌发病率上升，诊疗技术得到发展，使患者的生存期延长，肺癌脑转移的发生和诊断率也逐年升高。

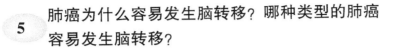

5 肺癌为什么容易发生脑转移？哪种类型的肺癌容易发生脑转移？

因为在肺血管与椎静脉之间有吻合支，癌细胞栓子进入静脉后可以通过体循环直接进入颅内，而其他部位癌细胞栓子必须先经过肺部毛细血管才能进入体循环到达脑部。其次，肺部血管和淋巴管网丰富，肺癌细胞容易进入肺血管床。其他恶性肿瘤往往先发生肺转移后发生脑转移，但肺癌的血行转移过程比较快捷，这就好比开通了快捷通道，肺癌脑转移发生的机会因此比其他的恶性肿瘤要大一些。

小细胞肺癌和腺癌患者的脑转移比例最高，小细胞未分化癌如生存期超过2年者，脑转移率达80%。在非小细胞肺腺癌患者中，有ALK阳性的患者比例最高，EGFR突变的患者比例也很高。

6 脑转移瘤好发于哪个部位？有什么临床表现？

脑转移瘤发病部位以大脑中动脉供血区等血运较丰富区域为主，占一半以上，而且容易发生在灰质和白质交界处，以额、颞、顶叶多见，枕叶少见。小细胞肺癌常发生小脑转移。脑转移瘤70%~80%是多发的。

在原发肿瘤病史的基础上，患者出现进行性加重的头痛，伴有恶心、呕吐等颅内压增高症状，或出现癫痫、肢体无力、肢体感觉障碍、失语、意识不清等神经系统定位体征时均需考虑脑转移瘤的可能。

脑膜转移患者的临床表现常因肿瘤细胞侵犯部位不同而复杂多样，缺乏特异性，有时很难与脑实质转移引起的症状和治疗原发肿瘤出现的不良反应相鉴别；部分患者因颈肩部疼痛进行性加重而被确诊为脑膜转移。

7 脑转移瘤有什么早期信号吗？

脑转移瘤早期可无症状，随着肿瘤体积增大可逐渐出现颅内压增高、脑膜刺激征、肢体活动不利、癫痫等神经精神症状。

临床常见的症状是颅内压增高和神经功能障碍，约50%的患者以头痛为首发症状，伴有恶心呕吐。偏瘫为常见的体征，约有40%的患者出现。皮质下转移常发生癫痫，多为局限发作，15%~20%的患者以癫痫为首发症状。多发脑转移患者癫痫的发生率高，其他症状有偏身感觉障碍、失语、偏盲。转移瘤位于小脑者可有眼球震颤、共济失调及后组脑神经麻痹症状。

8 怀疑得了脑转移瘤应该做哪些检查？

（1）体格检查：主要是特征性阳性体征的检查。

（2）实验室检查：包括血常规、血生化、肿瘤标志物等检查。

（3）影像学检查：CT、MRI、血管造影等。

（4）病理检查：穿刺活检。

（5）血清肿瘤标志物检查：肺癌相关的血清肿瘤标志物包括癌胚抗原，可作为监测疗效和病情变化的辅助指标。分子病理检测：对于晚期腺癌或含腺癌成分的其他类型肺癌，应在诊断的同时常规进行表皮生长因子受体基因突变和间变性淋巴瘤激酶融合基因等的检测。脑脊液标本经细胞学病理诊断后，如查见癌细胞，可以应用脑脊液标本中癌细胞和（或）无细胞脑脊液上清液作为基因检测的标本。

（6）其他特殊检查：腰椎穿刺、脑电图等。

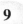

9 脑转移瘤需要与哪些疾病鉴别？

多发脑转移瘤需与多发结核球、多中心性脑胶质瘤等相鉴别，单发脑转移瘤需与囊性星形细胞瘤和囊变淋巴瘤相鉴别。

（1）脑原发性肿瘤：根据病史，特别是晚期全身恶性肿瘤患者出现颅内占位时，一般不难鉴别。良性原发性脑瘤有其自身特点，易于鉴别。恶性胶质细胞瘤，有时难与本病鉴别，需借助活检。表浅的脑膜转移瘤须与小的脑膜瘤鉴别，后者往往没有明显症状和瘤周脑水肿。有颅骨破坏者，尚须与脑膜瘤或颅外病变引起的颅骨改变相鉴别。

（2）脑脓肿：根据病史和必要的辅助检查不难与脑转移瘤鉴别，少数情况下癌症患者可因下列因素发生脑脓肿。在诊断时要注意：①癌症患者全身抵抗力下降和长期使用激素导致免疫功能下降时，易发生细菌或真菌感染；②颅内或颅底转移瘤放疗或手术治疗造成颅内外交通，便于细菌入侵；③原发或继发肺癌者常有支气管阻塞，引起肺脓疡，从而导致脑脓肿。

（3）脑梗死或脑出血：尸检发现15%恶性肿瘤患者伴有脑血管病，其出血和缺血各半，出血原因多为凝血机制障碍或血小板减少。单纯从临床和CT表现来区别转移瘤和脑卒中，有时很困难，特别是转移瘤内出血，此时可行MRI平扫加增强检查或手术清除血肿，后者不仅可以挽救患者的生命，而且能明确诊断。

（4）脑囊虫病：须与多发性脑转移瘤鉴别。脑囊虫病患者多有疫水接触史，典型CT和MRI表现脑实质内多发性散在圆形或椭圆形的局灶性囊肿，大小不等，囊内有小结节。小结节的密度或信号可增强，如不增强则为钙化灶。病灶周围轻度或无脑水肿。由于血清学检查不可靠，对可疑患者可予试验性囊虫药物治疗，并以CT和MRI随访，可提高检出率。

10 脑转移瘤还有治疗的必要吗？有哪些治疗方法呢？

脑转移瘤有治疗的必要。孤立的脑转移可以通过手术切除来减轻痛苦，延长寿命，特别是预后较好的肿瘤，如肺癌、乳腺癌的孤立性脑转移。多发脑转移可以通过放疗减轻症状，再采取全身治疗，能减轻痛苦也能延长寿命。

应重视多学科综合治疗的策略，我们主张个体化治疗，根据脑转移的多少、引发脑转移瘤的癌症类型（肺癌、乳腺癌、黑色素瘤）、基因检测结果，由多学科治疗团队（放射肿瘤学家、医疗肿瘤学家和神经外科医生等）为患者制定合适的治疗方案。

11 脑转移瘤可以手术治疗吗？手术治疗有什么优点？

脑转移瘤患者是否适合手术切除需考虑肿瘤个数、大小和部位、组织学类型、患者的全身状况等，以上因素要单独考量，但手术选择还应整合所有因素综合权衡。对于脑内单发、部位适合、易于切除的肿瘤患者，尤其是水肿占位效应重或已出现脑积水的患者适合进行手术切除治疗。

多发脑转移瘤手术治疗目前尚有争议，但一般认为，若肿瘤数目不超过 3 个，且手术能完全切除，则与单发脑转移瘤患者一样也能获得满意的效果。3 个以上脑转移病灶如果出现肿瘤卒中、梗阻性脑积水等危及生命时，也应行手术减压。

手术具有如下优点：①全部切除转移瘤可以迅速缓解颅内高压症状，消除转移灶对周围脑组织的刺激；②获得肿瘤组织，从而明确病理诊断；③手术能通过切除全部肿瘤而达到局部治愈。

12　复发脑转移瘤还可以再做手术吗？

脑转移瘤的术后复发有两种情况：手术残留、肿瘤在原位复发和原发部位以外的新发脑转移瘤，如经肿瘤个数、全身状况等因素整合考量后认为患者适合手术，则再次手术也能够改善患者的生活质量和预后。

13　脑转移瘤全脑放疗适合哪些患者呢？

全脑放疗主要适用于以下情况：缓解脑转移症状、脑转移灶≥4个、不适合手术、立体定向放疗靶区体积较大或难以实施、手术或立体定向放疗后放疗、患者一般情况差、颅外病灶控制不好以及颅内病情进展。

目前对于多发脑转移（≥4个转移灶），首先考虑全脑放疗或立体定向放疗。如果患者一般状况较好，且靶区体积较小，可以考虑给予立体定向放疗。对于占位效应危及生命、出血或者脑积水的患者可以采用姑息性的手术治疗。对于非小细胞肺癌而言，多发脑转移患者中，全脑放疗是目前的标准治疗，立体定向放疗只适用于体力状况评分好、肿瘤负荷低的患者。

14　立体定向放疗的适应证有哪些？

立体定向放疗的适应证目前仍无统一观点。除了体积较大（直径在3 cm以上），颅内占位效应明显需要紧急手术治疗以及以囊性病变为主的病灶、广泛脑膜转移等之外，都可以接受立体定向放疗。而以囊性病变为主的病灶可以先行立体定向囊液抽吸之后，再针对其实体部位行立体定向放射外科治疗。

15 脑转移瘤的化疗效果如何？

对于脑转移瘤，化疗不是主要的治疗方案，一般采取化疗联合放疗或配合靶向治疗的方案。因为脑部存在血脑屏障，会阻止外来化合物进入脑内，所以单纯化疗治疗脑转移瘤效果欠佳。其次还可针对原发灶进行联合化疗。对于脑转移瘤，针对不同的原发病灶选择不同的化疗方案及药物，具体用药需结合临床。

16 脑转移瘤要做基因检测吗？

基因检测的作用：①帮助判断患者预后；②指导靶向治疗；③判断后代遗传风险。迄今已发现大量与脑肿瘤发生、发展、临床特征和预后相关的基因，以及与治疗药物疗效相关的基因位点。鉴于单个基因用于分子分型和预后判断等的局限性，高通量、高精度检测多基因对于迅速准确地进行脑转移瘤的分子分型、判断预后、指导放化疗策略以及个体化选择靶向药物用于挽救治疗等具有重要意义。

17 脑转移瘤可以做靶向治疗吗？

靶向治疗提高了部分携带可治疗驱动基因突变的肿瘤患者的生存率(非小细胞肺癌、乳腺癌和黑色素瘤)。对于脑转移瘤患者，这些药物不仅可控制颅内肿瘤，也有助于全身治疗，特别是 *EGFR* 基因突变的脑转移瘤患者，一些靶向新靶点的药物显示出可喜结果。未来靶向治疗会在脑转移瘤患者中扮演越来越重要的角色。

18 脑转移瘤预后怎么样？患者需要定期复查吗？

脑转移瘤患者一般预后较差，若不接受治疗，多数患者往往会在数月甚至数周内死亡。针对不同的患者，采取合适的治疗措施，可以延长患者生存时间，提高患者生存质量。

脑转移瘤患者需定期复查，如出现头痛等症状，须及时就医。检查方法包括病史询问、体格检查、血清肿瘤标志物检查、影像学检查等，一般为治疗后每 2~3 个月复查 1 次，病情变化时随时就诊，以及时采取相应的诊疗措施。

第三章　脑膜瘤科普知识问答

1　脑膜瘤的好发部位有哪些？临床表现是什么？

好发部位为大脑凸面、矢状窦旁、大脑镰旁和颅底（包括蝶骨嵴、嗅沟、桥小脑角）。脑膜瘤通常生长缓慢、病程长，一般为2~4年，但少数生长迅速、病程短、术后易复发和间变，特别见于儿童。其表现为肿瘤体积大，症状却很轻微，可出现眼底视乳头水肿，头痛但不剧烈。若先有刺激症状如癫痫等，继以麻痹症状，如偏瘫、视野缺失、失语或其他局灶症状，则提示肿瘤向外生长。脑膜瘤可见于颅内任何部位，但有好发部位及相应症状。

2　脑膜瘤的病因有哪些？其发生是否与外伤有关？

脑膜瘤的病因主要与外伤、病毒感染、放射线影响，以及基因变异有关。脑膜瘤的发病与外伤有关，虽然颅脑外伤不是脑膜瘤的主要致病因素，但可能是形成脑膜瘤的因素之一。外伤后发生脑膜瘤的诊断标准：①可靠的头外伤史；②外伤部位必须完全确定；③肿瘤起源必须在外伤的部位；④伤后相当长一段时间后才发生肿瘤；⑤肿瘤性质必须明确。

3 脑膜瘤的手术方式和术后并发症有哪些？

脑膜瘤手术多是采用颅骨开颅，包括额叶骨瓣开颅、颞叶骨瓣开颅、枕叶骨瓣开颅。生长在鞍区的脑膜瘤还可以使用翼点入路开颅。生长在后颅窝的可以使用后颅窝减压的开路方式，包括乙状窦前、乙状窦后入路。利用脑部自然的解剖间隙，还可以通过脑沟、脑裂深入到肿瘤部位，在瘤内、囊内进行肿瘤的切除。最常见的并发症有出血、感染、癫痫、下肢深静脉血栓等。

术后并发症与肿瘤位置有关：手术刺激颅脑可出现癫痫，术后服用抗癫痫药物可逐渐恢复平稳状态；肿瘤位于运动功能区可影响患者肢体活动，甚至发生瘫痪；肿瘤位于语言区可出现语言障碍，随病情发展可出现发热症状，可通过腰穿或药物治疗进行改善；肿瘤位于颅底可见嗅觉或视力改变，如视野缺损、听力下降、呛咳，甚至排便障碍，术后多可恢复。

4 脑膜瘤如何分级？

根据 WHO 分级法脑膜瘤共分为 3 级，主要是根据不同的病理类型来进行划分的。脑膜瘤一共分为 15 种亚型，大多数属于 I 级，如内皮细胞型、纤维型、过渡型、砂粒体型、血管瘤型脑膜瘤等，这些都是良性肿瘤；属于 II 级的有 3 种，包括非典型脑膜瘤、透明细胞型以及脊索样脑膜瘤，为良恶交界肿瘤；属于 III 级的有 3 种，包括横纹肌样脑膜瘤、间变型脑膜瘤和乳头状脑膜瘤，这些属于恶性肿瘤。

5 　脑膜瘤的发病率有年龄和性别的区别吗？

脑膜瘤约占原发颅内肿瘤的 30%，是发病率仅次于胶质瘤的颅内第二大肿瘤。儿童患病率为 0.3/10 万，成人为 8.4/10 万。其中女性脑膜瘤发病率为 8.36/10 万人年，男性为 3.61/10 万人年，女性发病率约为男性的两倍，在生育高峰年龄，比例最高可达 3.15：1；然而，在青春期以前，男性的脑膜瘤发病率却高于女性。

6 　脑膜瘤患者术后多久复查一次？

脑膜瘤手术后最早复查时间是术后 3 天以内，若复查情况可，后期每年常规复查一次，根据患者情况具体判断。选择 3 天内最早进行复查，是因为 3 天后颅内渗出物、出血以及瘢痕的形成会造成伪影，所以一般 3 天到术后 2~3 个月时间内，不建议做 MRI 检查，这时存在的伪影会影响术后的判断。另外术后其他复查时间常规是每年一次，但如果肿瘤性质是 Ⅱ 级或 Ⅲ 级，其恶性程度相对比较高，或者手术没法完全切除肿瘤，则需要适当缩短患者术后复查时间，有时可以缩短到半年复查一次。有些患者长期稳定，则可以适当延长为 2~3 年复查一次。患者在术后 5 年内通常依从性非常好，每年都会坚持复查，但是 5 年后可能因为颅内情况一直十分稳定，从而放松检查，结果部分患者在最近一次复查时发现肿瘤已复发且体积较大，所以强调术后要长期坚持复查。

7 　脑膜瘤患者术后是否需要放疗？

放疗适用于肿瘤的供血动脉分支不是呈放射状，而是在瘤内有许多小螺旋状或粗糙的不规则分支形成的情况。肿瘤以脑实质动脉供血为主。肿瘤局部骨质破坏而无骨质增生，术前放射剂量一般 40 Gy 为 1 个疗程，手术在照射对头皮的影响消退后即可施行。恶性脑膜瘤和非典型脑膜瘤术后的辅助治疗，可延缓复发。

8 　脑膜瘤患者术后如何预防感染？

脑肿瘤切除术后可能会出现各种感染，最常见的就是细菌感染。若出现畏冷、发热等症状，需要进一步检查，如血常规、C 反应蛋白、血沉、降钙素原、血培养等。当细菌培养结果为阳性时，需给予抗菌药物治疗，最常用的抗菌药物为头孢菌素类、喹诺酮类、大环内酯类及碳青霉烯类抗菌药物。根据具体的药敏试验选择相应的抗菌药物，若患者及时得到抗感染治疗，大部分病情都能得到控制，同时需监测相关的炎症指标。颅内感染的患者根据脑脊液的检查结果，针对性地应用抗菌药物来控制细菌的生长。使用药物的同时针对感染的情况进行一些辅助手段，如腰椎穿刺术、腰池引流术，将不干净的脑脊液通过腰穿或腰池引流置换出来。

9 　脑膜瘤患者术后如何预防深静脉血栓？

预防术后深静脉血栓的形成的方法如下：①在病情允许的条件下，术后建议先把患者的下肢抬高；②告知患者早期下床，进行一些功能的训练可促进下肢的血液循环，可以做下肢的主动或被动的运动，比如可以被动地弯一弯脚背或者膝踝关节；③术后适当的功能训练可以有效预防下肢深静脉血栓的形成，如果是昏迷或意识不清的患者，则需护理人员来做适当的被动运动；④必要时可以使用抗凝药物来预防下肢深静脉血栓。

10 脑膜瘤需要与哪些疾病进行鉴别？

脑膜瘤需与以下疾病相鉴别。

血管外皮瘤：常呈分叶状，常有坏死和囊变，周围流空血管影较明显，以窄基底与硬脑膜相连，骨质破坏较常见。

星形细胞瘤：大脑凸面脑膜瘤需与此病鉴别，其强化程度不如脑膜瘤明显，密度或信号不均匀。

垂体瘤：鞍上脑膜瘤需与此病鉴别，垂体瘤从鞍内向鞍上生长，密度或信号欠均匀，出血、坏死及囊变较常见。

海绵状血管瘤：尤其是位于中颅凹者。CT平扫时，表现为边缘清晰的高密度灶，大多有强化，但其强化没有脑膜瘤显著，且无瘤周水肿及占位效应。

听神经瘤：发生于桥小脑角的脑膜瘤易于误诊为听神经瘤，听神经瘤多以内耳道为中心生长，一般伴有内耳道扩大，肿瘤呈圆形，与增粗的同侧听神经相连成"倒逗点"征，T1W1呈低信号或等信号，T2W1呈高信号，增强扫描明显强化；肿瘤易发生囊变。

脑膜转移瘤：可分为结节型、线样增厚型及混合型，T1W1呈低信号，T2W1呈高信号，增强扫描一般呈明显强化，如有原发肿瘤病史则容易考虑转移瘤的可能。颅内血管周细胞瘤，颅内发生率较低，但生长迅速，以窄基与硬膜相连，缺乏"硬膜尾征"，T1W1呈低信号，T2W1呈高等混杂信号，增强扫描可呈明显变化。

脉络丛乳头状瘤：常见部位为侧脑室及第四脑室，偶尔可发生在第三脑室及桥小脑角区。病灶呈类圆形，边缘呈颗粒状。CT多呈等密度或稍高密度，钙化多见。MRI中T1W1为等信号或稍低信号，T2W1为高信号，其内可见颗粒状混杂信号，强化明显。脑积水常较明显。

血管畸形：AVM破裂时，发生出血性脑卒中、蛛网膜下腔出血或脑内出血。有家族史。脑血管造影中动脉期可见粗细不等、扭曲迂回的血管团。CT显示病灶为混杂密度区，形态不规则，可见点线状扭曲影，边界不清，密度为高、等、低混杂。一般无周围水肿现象，有时有脑室扩大，脑积水现象。

脑脓肿：在MRI显示脓腔呈长T1W1低信号和长T2W1明显高信号，脓肿壁在T1W1表现为等信号或稍高信号，病灶周围水肿呈长T1W1低信号和T2W1高信号。增强表现为早期阶段呈不完整环形强化，成熟期可见脓肿壁呈完整的环形强化，壁较厚边缘光滑，厚薄一致，脓腔及病灶周围水肿无强化，清晰可见脓腔脓肿壁及水肿带三部分。

第四章 垂体腺瘤科普知识问答

1 垂体腺瘤有哪几种类型?

根据细胞分泌功能,将垂体腺瘤分为泌乳素腺瘤、生长激素腺瘤、促肾上腺皮质激素瘤、无功能腺瘤等,也有混合型腺瘤如生长激素泌乳素混合腺瘤。根据肿瘤大小,将垂体腺瘤分为微腺瘤(<10 mm)、大腺瘤(≥10 mm)、巨大腺瘤(≥40 mm)。根据病理常规组织染色,将垂体腺瘤分为嗜酸性、嗜碱性、嫌色性、混合性细胞腺瘤。根据腺垂体细胞谱系,将垂体腺瘤分为嗜酸性细胞谱系(PRL 细胞、GH 细胞、TSH 细胞)、ACTH 细胞谱系、促性腺激素细胞谱系。根据肿瘤的生物学行为,将垂体腺瘤分为侵袭性垂体腺瘤和非侵袭性垂体腺瘤。根据肿瘤的治疗效果,将垂体腺瘤分为难治性垂体腺瘤和非难治性垂体腺瘤。

2 垂体腺瘤有哪些临床表现?

垂体腺瘤一般起病隐匿,早期可无症状,有的肿瘤甚至自始至终没有症状。其临床表现主要表现在占位病变的扩张作用及激素的异常分泌,如头痛、视力减退、视野缺损、中枢性尿崩症、激素分泌过多症状或继发性激素缺乏症状等。

3 垂体腺瘤是良性的还是恶性的？会遗传吗？会转移吗？

垂体腺瘤是良性肿瘤，但是侵袭性垂体腺瘤会有一定的恶性表现。垂体腺瘤目前病因尚不清楚，多考虑为基因突变所致。垂体腺瘤的遗传倾向只限于单一不常见情况，即多发内分泌瘤-1型（MEN-1），仅占垂体腺瘤患者的 3%。垂体腺瘤为肿瘤性疾病目前没有证据表明其具有遗传性，也极少有转移，出现转移也是侵袭性生长后肿瘤脱落随脑脊液播散所致。

4 什么是泌乳素腺瘤？

泌乳素性腺瘤是指以泌乳素分泌增多为主要症状的垂体腺瘤，当血清泌乳素（PRL）大于 200 μg/L，泌乳素瘤的诊断基本明确。泌乳素腺瘤多见于女性年轻患者，主要表现为闭经、泌乳、月经紊乱、不孕，重者腋毛脱落、皮肤苍白细腻、皮下脂肪增多，甚至乏力、易倦、嗜睡、性功能减退等。男性病例约占 15%，主要表现为性欲减退、乳腺增生、胡须稀少，重者生殖器萎缩、精子数目减少、不育等。

5 什么情况下泌乳素腺瘤可以不做手术，什么情况下要做手术？

当泌乳素腺瘤确诊后首选治疗就是药物治疗，以溴隐亭为主，如果溴隐亭治疗效果欠佳或者患者对溴隐亭反应过重，可考虑换药治疗。随着目前多种新型多巴胺 D2 受体激动剂问世，可换药培高利特、喹高利特、卡麦角林等进行治疗。针对药物治疗效果欠佳，药物治疗无法耐受，或者视力短期内急剧下降的患者还是需行手术治疗。

6 泌乳素腺瘤患者能怀孕吗？溴隐亭对胎儿有影响吗？

泌乳素腺瘤的女性患者主要表现为月经紊乱，甚至停经、不能怀孕。而服用溴隐亭后，如果泌乳素降到正常，就不会影响正常怀孕。溴隐亭一般不影响胎儿发育，多数医生建议服用至怀孕后3个月以上。

7 巨人症和肢端肥大症是什么？

当人体生长激素分泌过多引起骨骼、软组织和内脏过度增长，在青春期少年表现为巨人症，在成年人则表现为肢端肥大症，可出现颅骨增厚、头颅及面容宽大、颧骨高、下颌突出、牙齿稀疏和咬合不良、手脚粗大、驼背、皮肤粗糙、毛发增多、色素沉着、鼻唇和舌肥大、声带肥厚和音调低粗等表现。而生长激素异常分泌的原因最常见的即是生长激素性垂体腺瘤。

8 垂体腺瘤需要与哪些疾病进行鉴别？

垂体腺瘤需要与颅咽管瘤、鞍区脑膜瘤、异位松果体瘤、Rathke 囊肿、视神经胶质瘤、动脉瘤等进行鉴别，主要依靠 CT、MRI、MRA 等影像学检查，以及血激素水平和血清肿瘤标志物等检查进行鉴别。

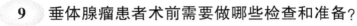

9　垂体腺瘤患者术前需要做哪些检查和准备？

　　垂体腺瘤患者术前需做鞍区 CT 检查、鞍区 MRI+MRA 检查、血清激素水平检查及视力视野检查以初步明确诊断，了解病情程度；完善血常规、大小便常规、肝肾功能、电解质、空腹血糖、凝血功能、心电图检查，这些为术前常规检查；术前三天测基础代谢率，记 24 小时出入水量，口服小剂量地塞米松行激素替代治疗。经鼻手术的患者术前还需行鼻咽检查了解是否有鼻窦炎，术前三天还需行鼻腔准备，术前一天需剪鼻毛。

10　垂体腺瘤的手术方式有哪些？各有什么利弊？

　　开颅手术：创伤较大，患者恢复慢，并发症多，目前临床已减少使用，但特别巨大或坚硬的肿瘤，仍以开颅手术为主。

　　经鼻显微镜手术：临床运用广泛，手术时短、住院时间短、患者术后恢复快、费用相对较低，且对脑组织损伤较小，后期并发症少；但由于鼻腔结构较狭小，巨大肿瘤的切除存在难度。另外，经鼻显微镜手术易发生脑脊液鼻漏，引起颅内感染，故鼻窦炎患者不适合进行该手术。

　　经鼻神经内镜下手术：经鼻神经内镜手术是在经鼻显微镜手术的基础上更进一步，是使用精细的神经内镜器械通过患者的鼻孔鼻道，在监视器下精准地找到病灶并切除。它充分利用了神经内镜的优势，提供一个更为宽敞的手术视野，还可以提供更大的操作角度，方便术中对肿瘤切除更彻底，对血管的保护和脑脊液漏的预防有更大的帮助。由于不需要应用鼻窥器来扩张鼻腔，因此这种手术操作的创伤更小，患者术后更舒适，术后恢复快。同样鼻窦炎患者不适合进行该手术方式。

11 垂体腺瘤术后患者和家属需要注意哪些问题？

尿崩是垂体腺瘤术后常见的并发症，患者家属需详细记录患者每天摄入水量、食物情况和大小便排放情况，让医生能根据患者的出入量进行用药调整。经鼻手术患者在拔除填塞纱条后应避免擤鼻、用力排便、咳嗽和打喷嚏等忽然增加颅内压的动作。患者需要保持大便通畅，适当应用缓泻剂和粪便软化剂，防止脑脊液漏的发生。

12 垂体腺瘤术后主要并发症是什么？

经鼻蝶手术术后主要并发症：垂体功能低下；肿瘤切除不完全；鼻腔出血；脑脊液鼻漏；水、电解质紊乱。

开颅手术术后主要并发症：术区出血；术后尿崩；视力视野损失；垂体功能低下；肿瘤切除不完全；下丘脑受影响，出现高热、昏迷，电解质紊乱等。

13 什么是尿崩？尿崩有什么危险？怎么处理？

尿崩是指人每天的尿量超过 4000 mL，是垂体腺瘤术后常见的并发症。尿崩发生后，轻则引起口干、食欲减退、便秘、皮肤干燥、睡眠欠佳、记忆力减退；重则出现头痛、肌痛、心率加速、性情改变、神志改变，最终发展为昏迷，可出现高热或体温降低，甚至死亡。垂体腺瘤术后出现尿崩的患者可以用抗利尿激素进行尿量控制，如长效尿崩停（鞣酸加压素油剂）、脑垂体后叶素、1-脱氨-8-右旋精氨酸血管升压素（DDAVP）等；同时根据每天的出入量进行补液，还需要根据电解质检查结果及时纠正水、电解质失衡。

14 手术能将垂体腺瘤切除干净吗？没切干净怎么办？

现在手术很难做到病理学意义上的垂体肿瘤全切。手术切除后如果激素水平在一段时间内能回到正常水平，且复查 MRI 未见明显肿瘤残留即算治愈。术后需长期定期复查 MRI 和激素水平来评估肿瘤是否复发。如果病灶质地较硬或者肿瘤为侵袭性生长，导致术后仍有明显残留，术后需进行辅助放疗或（和）药物治疗来控制肿瘤的复发或者再生。

15 垂体腺瘤手术对视力有影响吗？

绝大部分由垂体肿瘤压迫导致视力视野损伤的患者，在垂体腺瘤术后视力能够有一定的改善。但是当肿瘤与视神经有较重的粘连时，手术分离过程中可能导致视神经及视交叉的损伤，那么术后可能会导致患者视力较术前减退。

16 垂体腺瘤术后为什么要复查激素水平？

因为绝大部分垂体腺瘤来源于垂体中的腺垂体，手术切除过程中不可避免地对正常的垂体组织有一定的损伤，术后复查激素水平是为了了解手术的损伤是否已经导致正常垂体的激素分泌功能减退。如果有垂体功能减退则需要在内分泌科医生的指导下进行激素替代治疗。

17 什么是脑脊液鼻漏？发生脑脊液漏应该怎么处理？

经鼻手术引进的脑脊液鼻漏是手术过程中各种原因引起的鞍膈撕裂，致使脑脊液经鞍底骨质缺损处，从鼻腔流出或从鼻咽流入口腔。如果发生脑脊液漏首先让患者卧床，然后轻度抬高床头20°~30°，使脑组织沉落在漏孔处，以利于贴附愈合。同时避免擤鼻、用力排便、咳嗽和打喷嚏等忽然增加颅内压的动作。患者需要保持大便通畅，适当应用缓泻剂和粪便软化剂。如果脑脊液没有在3天内停止，可以考虑间断或持续腰大池引流。如果腰大池引流也无法改善，则需二次手术再次行脑脊液漏修补术。

18 什么情况下垂体腺瘤患者需要做放疗？

垂体腺瘤首先手术治疗(泌乳素腺瘤除外)，除非身体条件达不到手术标准，或者患者强烈抗拒手术才考虑行放疗。垂体腺瘤术后的患者，如果复查血激素，激素水平仍然高于正常很多，或者复查MRI仍有明显残留，则须进行放疗。

19 垂体腺瘤手术患者术后多久可以出院？

垂体腺瘤手术，如果是经鼻手术，拔除鼻部纱条后，若没有脑脊液漏、尿崩等并发症，观察2~3天后，患者就可以出院。如果是开颅手术，一般需7~10天伤口拆线后方能出院。

第五章　听神经瘤科普知识问答

1 什么是听神经瘤？听神经瘤发病率高吗？是什么原因引起的？

　　听神经瘤是由第Ⅷ对脑神经(位听神经)的前庭分支外层的鞘膜细胞所长出的一种良性肿瘤，为神经鞘瘤，是常见颅内肿瘤之一，占颅内肿瘤的 7%~12%，占桥小脑角肿瘤的 80%~95%，人群的发病率大约是 1/10 万。听神经瘤多见于成年人，发病年龄高峰为 30~50 岁，无明显性别差异。左、右听神经发病率相仿，偶见双侧性。虽然有一些关于听神经瘤病因的推测，但直到现在还没有完全找到真正的诱发因素。

2 听神经瘤的临床症状有哪些？

　　听神经瘤的临床表现与他的解剖位置和肿瘤大小关系密切，常见的临床症状如下。

　　(1)听神经功能症状：耳鸣或发作性眩晕是听神经瘤最常见的早期症状，进而可能会出现一侧听力进行性减退至失聪。单侧听力下降，如不伴明显耳鸣，多不为患者所察觉，早期不少患者常在打电话时发觉，即一耳能听到，另一耳听不到。尤其是肿瘤直径≤1 cm，仅有听神经受损的表现，除眩晕、耳鸣、听力减退和眼球震颤外，无其他症状，故常被患者忽视或求医于耳科，临床上与听神经炎不易鉴别。

（2）三叉神经功能症状：常表现为同侧颜面部三叉神经分布范围内的突发突止的闪电样锐痛，也可表现为面部感觉的减退。

（3）后组脑神经症状：表现为进食呛咳、声嘶、咽反射消失或减退等。

（4）小脑症状：表现为行路不稳，肢体运动共济失调。

（5）高颅压症状：当肿瘤进一步增大时，可表现为头痛、呕吐、视乳头水肿。

3 听神经瘤如果不治疗，任其发展下去，还会出现哪些症状？

听神经瘤的生长速度因人而异，随着肿瘤慢慢长大，就会逐渐产生压迫，对脑干、小脑、颅内其他神经都会有影响。例如，刚开始听神经瘤在内耳道里，压迫位听神经，患者一侧耳朵听力下降，直到听力完全丧失，甚至耳聋。肿瘤变大后，就从内耳道里"冒"出来，压迫小脑，走路就会摇摇晃晃，容易摔跤。同时还会感觉到一侧手脚不灵活，没劲。肿瘤变得更大之后，就会压迫其他颅内神经，比如三叉神经、外展神经等，让人感觉到脸麻，看东西有重影。如果肿瘤没有及时处理，继续长大，还会引起吞咽困难、偏瘫等症状，严重者出现梗阻性脑积水，小脑症状更为明显，有的出现意识障碍，甚至昏迷，直至呼吸骤停。

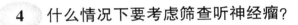

4　什么情况下要考虑筛查听神经瘤？

当无明显原因出现单侧耳鸣、听力下降等情况时，一定要到医院筛查一下是否有听神经瘤。因为这些症状往往是听神经瘤最早的临床表现，同时也是常被忽视的临床症状。当然如果同时有上述多条听神经瘤相关症状，就更应该到医院进行听神经瘤筛查了。

5　MRI 和 CT 检查在听神经瘤检查中的作用有何不同？

MRI 检查对神经血管组织异常清楚，特别是有些特殊序列可以清楚地显示肿瘤与神经、血管、脑干和小脑之间的关系，但它对颅骨结构的显示效果相对较差。CT 与 MRI 恰好相反，CT 检查对神经血管组织显示欠佳，对骨性组织显示清楚。听神经瘤位于后颅窝，周围结构复杂，因此，在筛查肿瘤和了解肿瘤与神经血管关系时 MRI 效果更好，而当要评估肿瘤与骨性结构之间的关系，勾画术中骨性入路时则需要应用 CT 检查。两者相辅相成，缺一不可。

6　听神经瘤必须手术治疗吗？手术风险大吗？

手术切除应是听神经瘤的首选治疗方案。发现听神经瘤后并不是必须行手术治疗。当肿瘤直径在 1 cm 以内时，表现为无症状或仅有轻微听力症状，这时可以选择手术治疗，也可以选择定期观察。如观察中肿瘤有增大趋势，则需要行手术治疗。当肿瘤在 3 cm 以内，且为实性时，可考虑手术切除或伽玛刀治疗。但患者应该了解伽玛刀治疗后有可能导致神经变性，肿瘤与面神经、脑干粘连更重的风险，后期如果肿瘤增大需要进行手术时，会使术中面神经的保留会更困难，术后面神经功能相对未行伽玛刀者要差。当肿瘤大于 3 cm 时，则只适合手术切除。目前条件下没有外科医生会做出手术绝对安全的保证，但大多情况下，手术还是比较安全的。

7 听神经瘤治疗的策略如何？是否要承受较大的手术？

手术切除应是首选的治疗方法。听神经瘤是一种比较复杂的疾病，牵涉的神经血管结构多而重要，手术切除的过程复杂而精细。如果是小型肿瘤，手术之外，可选择立体定向放射外科治疗（如伽玛刀），也可选择随访观察，定期进行 MRI 检查，若有生长则须立即行手术治疗。由于听神经瘤位于桥小脑角，解剖关系复杂而重要，既是脑干所在处，又是脑脊液循环道路，手术有一定风险和比较大的难度。随着手术技术不断提高，手术死亡率不断下降，治疗效果显著提高，但部分患者由于身体条件、肿瘤解剖上的关系等不能做到全切除，且使面神经、听神经的功能不能保留，甚至可危及生命。目前听神经瘤手术的死亡率已极低，绝大部分患者可获得面神经保留，几乎所有的患者都能做一期全切除，因此提高听力保留的概率已成为新的追求目标。

8 听神经瘤手术是开颅手术还是微创手术？

在老百姓的观念里，微创就是切口小，在身上留下的伤口很小；而对于神经外科的大夫来说，微创其实并不单纯是指切口小，而是对颅内神经、血管的干扰或者损伤很小。听神经瘤的手术是开颅手术,事实上,就是在耳朵后面开一个小的骨窗。听神经瘤手术的目的是在保留神经功能的情况下将肿瘤尽可能切除干净,而且患者首次手术也是治愈这种良性肿瘤的最好时机。如果不能全切除,二次手术甚至三次手术会越来越困难,所带来的手术风险、不良反应也会越来越大。目前来讲,手术基本上能够把肿瘤完全切除。当然对于一些和脑干粘连特别紧的肿瘤,如果强行切除,必然会干扰甚至损伤脑干,容易出现后遗症。因此医生会权衡利弊,选择性地留一部分肿瘤组织,术后可以考虑用放射外科治疗来控制肿瘤复发。

9　哪些因素可以影响听神经瘤的治疗结果?

许多因素可以影响结果,如患者年龄、肿瘤大小等。一般来说,大型肿瘤较小型肿瘤手术效果要差一些,但这并非一成不变。随着影像学技术的发展和 MRI 技术的引入,听神经瘤早期即可诊断,因而直接影响了小型听神经瘤患者的治疗结果。另外一个重要的影响因素是手术的质量。听神经瘤手术的过程较长,需要医生在显微镜下操作,要求医生具备娴熟的显微手术技巧。

10　听神经瘤最常见的手术并发症有哪些?

目前,听神经瘤的手术安全性已较前有大幅度改善了。手术在追求肿瘤全切的同时也在追求着面神经、听神经功能的保留。然而,面听神经功能的损伤仍然是听神经瘤最常见的并发症。

11 为什么面神经容易损伤？

面神经与听神经相邻，它可以在听神经瘤生长过程中受损，也可以在手术过程中出现损伤。虽然外科医生千方百计地避免损伤面神经，手术时自始至终对面神经进行监测，然而损伤还是有可能发生。但大多数面神经功能可恢复（部分或全部），但由于神经组织再生缓慢，其恢复需要一定的时间。若面神经受到严重损伤，须有进一步的修复措施。需要注意的是面神经损伤的程度与肿瘤大小及外科医生的手术经验有密切的关系。

12 听神经瘤术后发生面瘫该怎么办？

不可否认，面听神经保护一直是听神经瘤外科手术的重点和难点。听神经瘤切除术中对面神经的保护分为解剖保留和功能保留两个层面。术中即使解剖保留，术后也可能会有功能障碍发生。如果听神经瘤术中面神经解剖没能做到保留，如患者愿意，可在术后行舌下神经面神经吻合术来恢复一部分面神经功能。

13 除了手术，还有其他治疗方法吗？

到目前为止，大多数听神经瘤最常见的治疗方法还是手术切除，这一点我们可以从以往历年的统计中找到大量病例，收集到数量可观的资料。而其他方法的结果中我们查不到相同数量的资料。放射技术在某些病例并不一定适合，尤其是大型肿瘤。

14 听神经瘤术后需要复查吗？什么时候进行复查比较合适？

术后复查是每一位患者关心的问题。如果您在术后无特殊不适，可于术后 6 个月进行门诊第一次复查，并行 MRI 增强扫描，以了解肿瘤切除程度，此后，每年常规复查一次。当然，如果您有任何不适，或您的主治医生对您有特殊建议，您可以随时联系您的主治医生或听医生安排。

15 听神经瘤手术切除后就能好吗？听力还能恢复如常吗？

绝大多数听神经瘤手术切除后达到治愈的目的，但也有少部分听神经瘤术后会复发，据统计复发率占 8%。听神经瘤患者术后听力保留率低，一般情况下听力难以恢复正常，常有术侧听力丧失。

16 如果复发怎样治疗？

基本原则是再次手术。有些患者还是选择原来的治疗方法，另外一些患者则尝试不同的治疗，例如，一位原来手术治疗的患者现在选择伽玛刀治疗，而另外一位原来用伽玛刀治疗的这次可能选择手术治疗。

第六章　颅咽管瘤科普知识问答

1 颅咽管瘤是怎么形成的？是良性的还是恶性的？

颅咽管瘤是一种先天性颅内良性肿瘤，来源主要是胚胎期残存的鳞状上皮细胞，多表现为一个囊状的或实性的结节，生长缓慢，少数表现为浸润性生长，部分颅咽管瘤有易复发的恶性行为。颅咽管瘤好发于鞍上，位于颅底的鞍区或鞍旁，最常见于鞍膈上方，托着大脑的底面，位置较深，手术难度大。

2 颅咽管瘤与垂体瘤有什么区别？

颅咽管瘤与垂体瘤都是鞍区常见的肿瘤，但两者是有区别的。垂体瘤来源于垂体前叶或后叶组织，表现常为激素分泌过多，如巨人症等，多见于成人，一般位于鞍内，可向鞍底或鞍上生长，多呈实性，少见钙化。而颅咽管瘤来源于颅咽管的残余部分组织，临床表现常为激素分泌过少，如发育不良，常见于儿童，多位于鞍膈上方，向下丘脑方向生长，很少进入鞍内，常呈囊性变，多有钙化。

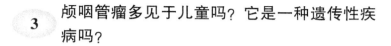

3 颅咽管瘤多见于儿童吗？它是一种遗传性疾病吗？

颅咽管瘤多见于儿童，它是儿童最常见的颅内先天性肿瘤，据统计，约70%的颅咽管瘤患者为15岁以下的儿童。颅咽管瘤不是遗传性疾病，它是一种先天性良性肿瘤，来源于胚胎期颅咽管的残余组织，是儿童中最常见的先天性颅内肿瘤。

4 颅咽管瘤患者能生育吗？

颅咽管瘤由于其生长的部位毗邻垂体及下丘脑，术后多会影响神经内分泌功能，导致不孕不育。临床资料表明大部分患者术后生育功能会丧失，幼年患者导致第二性征发育不全，成年患者术后会导致性功能障碍，从而影响生育能力。只有极少部分患者可以通过性激素（睾酮、雌激素和孕激素等）替代治疗后可恢复生育能力。

5 颅咽管瘤会发生转移或恶变吗？

颅咽管瘤是一种良性肿瘤，一般不会发生转移，也不会恶变。但该肿瘤常常复发，使病情恶化，预后不佳。建议明确颅咽管瘤后尽早手术治疗，或术后辅以放疗。

6 颅咽管瘤能治愈吗？该怎么治疗？

颅咽管瘤如果早期发现、早期治疗，是可以治愈的。颅咽管瘤的主要治疗方法是手术切除。早期瘤体与周围重要的组织结构粘连及压迫较轻微，手术对这些重要的神经结构损伤较小，术后并发症发生率低，能得到根治，即便术后有少量残留，也可通过放疗来降低复发。对于术后残留、多次复发、不能根治、年龄较大或其他原因难以耐受手术的患者，可辅助放疗，以降低残留病灶的复发。当患者不能接受手术或放疗时，只能给予药物对症支持治疗，而针对颅咽管瘤，目前尚无有效的药物治疗。

7　颅咽管瘤会出现什么临床症状？

颅咽管瘤一般生长缓慢，往往症状出现后 1～2 年才被诊断，常见症状包括内分泌功能失调、视觉障碍、颅内高压等。表现为尿崩，发育不良，勃起功能障碍，闭经，甲状腺功能减退，视力、视野减退，严重者出现眼球活动障碍，甚至失明；可出现头痛、恶心、呕吐、视神经乳头水肿。

8　颅咽管瘤为什么会出现内分泌失调？

颅咽管瘤的患者中有 2/3 会出现内分泌紊乱症状，如多饮、多尿、智力发育迟缓、身材矮小、向心性肥胖、性器官发育不良、第二性征缺乏或不明显，其主要原因是肿瘤压迫了其周围的重要神经结构，如垂体、下丘脑等，从而导致激素分泌异常，出现上述表现。

9　颅咽管瘤为什么会引起尿多？

颅咽管瘤一般位于颅底的鞍区，多向鞍上生长，常常压迫垂体和下丘脑的内分泌轴，从而导致抗利尿激素分泌较少，临床上出现尿多。

10　颅咽管瘤为什么会引起视力下降？

颅咽管瘤会影响视觉功能，这与肿瘤生长的位置及方向有关。当肿瘤在中线位生长时，它会向上压迫视神经及视交叉；当它向两侧生长时，则会压迫动眼神经和外展神经，这样就会造成视力下降、视野缺损，甚至失明等情况。

11　颅咽管瘤为什么会导致脑积水？脑积水有什么症状？

当颅咽管瘤生长较大时，常长入第三脑室，堵塞脑脊液循环通路，导致脑室扩大，颅内压增高，从而出现一系列症状，如头痛、步态不稳、智力及记忆力下降、大小便失禁等，建议早期治疗。

12　怀疑患颅咽管瘤需要做什么检查？

如果怀疑患有颅咽管瘤，需要行头部 CT、MRI 等影像学方面的检查，CT 检查可以判断肿瘤的大小、部位，是否有钙化；MRI 检查可进一步了解肿瘤的血供情况，是否囊性或实性，与周围重要的神经结构的关系等。化验方面需要检查内分泌功能，如检测各类激素水平、尿比重、电解质等，除此之外，还需要检查视力、视野，必要时进行视觉诱发电位。

13 颅咽管瘤可以不做手术而通过伽玛刀或药物治疗吗?

颅咽管瘤主要是通过手术治疗,伽玛刀治疗颅咽管瘤一般效果不佳,肿瘤切除不彻底情况下根据预后评估情况可以选择是否辅助放疗。一般情况下药物不能治疗颅咽管瘤,临床上药物只能缓解症状和调整身体机能。

14 颅咽管瘤的手术方式选择开颅好还是微创好?

颅咽管瘤的手术方式大体上分为两种,一种为开颅颅咽管瘤切除术,另一种为经鼻颅咽管瘤切除术,后一种也是通常所说的微创手术。这两种术式各有优缺点,开颅术式视野开阔,切除病灶相对彻底,但对患者创伤大;经鼻微创术式则对患者影响不大,却因为术野受限,往往很难彻底切除病灶。到底选择哪种术式会更好,这就要根据每个患者的具体情况来决定。通常医生会根据肿瘤的大小、位置、生长方向等情况来做出选择。

15 颅咽管瘤的手术风险大吗?

颅咽管瘤的手术风险较高,主要原因是其生长的部位周围有重要的神经结构和血管,如垂体、下丘脑、视神经、颈内动脉等;而且一般情况下肿瘤与这些重要神经结构粘连紧密,尤其是肿瘤很大时,手术过程中很可能损伤到这些结构,从而导致非常严重的并发症,甚至危及生命。

16 颅咽管瘤术后会有后遗症吗？

颅咽管瘤生长部位周围有重要的神经结构及大血管，如垂体、下丘脑、视神经、视交叉、颈内动脉等，手术风险较大，术后可能出现尿崩、垂体功能低下、视力减退、视野缺损，甚至失明等后遗症。

17 颅咽管瘤复发率高吗？术后需要辅助放疗和化疗吗？

颅咽管瘤的复发率为 5%～20%，具体要根据实际情况来判断，如手术切除病灶是否彻底、术后是否辅助放疗等，一般切除不完全时复发率较高。

单纯放疗颅咽管瘤效果较差，放疗一般为术后辅助治疗；是否放疗要根据患者术后预后效果来评估。如果手术切除干净则不需要放疗，但部分患者手术不能完全切除肿瘤，这种情况下就有必要行放疗，以预防瘤体复发。但一般不需要化疗，因为颅咽管瘤对化疗药物不敏感。

18 中药可以治疗颅咽管瘤吗？

中药不能从根本上治疗颅咽管瘤，只能调节患者的身体功能状况，缓解患者的部分症状，临床上可采用中西医结合的方式进行治疗。

19   颅咽管瘤患者能生存多长时间？

颅咽管瘤是一种良性肿瘤，如果能尽早发现，通过手术完全切除肿瘤，术后不复发，可跟正常健康人一样存活；但如果肿瘤大，且与周围重要的神经结构粘连紧密，手术不能全切，术后可能复发，最终危及生命。虽然如此，但该肿瘤生长缓慢，生存期还是较长的，一般在 5 年以上。

20   颅咽管瘤为什么易复发？复发后该怎么办？

颅咽管瘤复发的原因一般是手术切除肿瘤不彻底，术后没有采取放疗。复发多见于肿瘤较大，与其周围重要的神经结构及血管粘连紧密，全切困难者。如发现颅咽管瘤复发，需根据具体情况进行相应处理。如果复发瘤体小，且患者无任何症状，可以继续观察；如肿瘤明显增大，或出现相关症状和体征，则需再次手术，术后辅以放疗。

21   颅咽管瘤术后多久才能出院？出院后需要复查吗？

颅咽管瘤如果手术成功，术后也无并发症，顺利的话一般7~10 天可出院；出院后须定期行常规复查，以了解肿瘤的动态变化。一般复查项目是 MRI 检查和激素水平检查，MRI 检查术后3 个月复查第一次，激素水平检查一般半个月至一个月复查一次，结果无异常则延长复查时间（MRI 检查半年或一年检查一次，激素水平 2~3 月检查一次），间隔时间内如有病情变化，可随时复查。

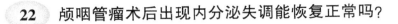

22 颅咽管瘤术后出现内分泌失调能恢复正常吗？

颅咽管瘤术后会出现内分泌失调，主要原因是手术对下丘脑及垂体造成损伤，从而导致激素分泌异常。内分泌失调能否恢复正常，主要在于术后下丘脑及垂体功能的恢复情况。随着医疗技术的发展，如今颅咽管瘤的术后并发症大大减少，大部分患者的激素水平，通过一个多月调节后都能恢复正常，仅少部分患者可能需要长时间替代治疗。

23 颅咽管瘤既然是良性肿瘤，为什么还难治疗呢？

虽然颅咽管瘤是良性肿瘤，但治疗起来还是比较困难的，这与该肿瘤发生的位置有关。该肿瘤好发于蝶鞍区等重要部位，该部位有重要的神经结构，常常与瘤体结合紧密，手术很难完全切除病灶，且术中容易损伤这些重要神经结构，所以术后易复发。另外，颅咽管瘤早期不易发现，切除后垂体功能低下难以恢复，这些都是该疾病难治的因素。

24 颅咽管瘤术后需注意什么？

颅咽管瘤术后需卧床休息，密切观察神志瞳孔及生命体征情况；加强营养，饮食多以高蛋白、多维生素等食物为主；注意下肢的护理（按摩及活动），预防深静脉血栓；保持呼吸道通畅，勤翻身拍背、排痰；监测尿量及激素、电解质情况，维持内环境稳定。

第七章　淋巴瘤科普知识问答

1　什么是中枢神经系统淋巴瘤?

　　中枢神经系统淋巴瘤,包括原发性中枢神经系统淋巴瘤和全身淋巴瘤侵入中枢神经系统的继发性淋巴瘤,发病率低,占中枢神经系统肿瘤的 1%~3%。原发性中枢神经系统淋巴瘤是指原发于大脑或眼内的中枢神经系统淋巴瘤,主要类型为弥漫性 B 淋巴细胞瘤,可单病灶及多病灶出现。单病灶出现时,无法与中枢神经系统其他肿瘤鉴别,需开颅后取组织活检,进行病理学检查,在显微镜下观察细胞的形态、结构,或进行其他的免疫组化检查才能确诊。原发于中枢神经系统的淋巴瘤约占所有颅内肿瘤的8%,约50%的颅内淋巴瘤病例伴有全身中枢神经系统淋巴瘤。随着免疫抑制剂的应用,近年来该病发病率有上升趋势。

2　中枢神经系统淋巴瘤是什么原因引起的?

　　由于中枢神经系统内无淋巴循环及淋巴结,因此对淋巴瘤的病因目前有三种学说。早期第一种学说认为,淋巴瘤起源于软脑膜血管的膜周细胞,后侵入邻近脑组织,并扩展到穿支血管周围间隙，侵犯脑半球深部结构。第二种学说认为，淋巴瘤是非肿瘤性淋巴细胞在中枢神经系统反应性集聚所致。由于脑组织缺乏淋巴系统，脑组织的免疫功能相对较薄弱，当抗原刺激而淋巴细胞增生时，形成单克隆增殖而发展成恶性淋巴瘤。第三种学说认为，淋巴结或淋巴结以外 B 淋巴细胞间变成肿瘤，肿瘤细胞随血液循环迁移，因其细胞表面携带中枢神经系统特异吸附标志物，故仅聚集于中枢神经系统，此学说可以解释颅内多发淋巴瘤。

3 中枢神经系统淋巴瘤可以通过哪些检查进行诊断？

中枢神经系统淋巴瘤是恶性肿瘤，但是不同的分型、恶性程度以及治疗的预后也是不同的。部分淋巴瘤虽然是恶性的，但是通过治疗是完全可以控制的。

诊断中枢神经系统淋巴瘤一般需要做以下检查：周围血象、脑脊液细胞学检查、头颅 X 线检查、脑电图、CT 检查、MRI 检查、立体定向活检术等。

4 中枢神经系统淋巴瘤发病率高吗？主要发生在哪些人群？

原发于中枢神经系统的淋巴瘤约占所有颅内肿瘤的 8%，约 50% 的颅内淋巴瘤病例伴有全身中枢神经系统淋巴瘤。原发性中枢神经系统淋巴瘤发病年龄多为 60 岁以上老年人，且男性多于女性。中枢神经系统淋巴瘤可在任何年龄发病，多数文献报道其好发年龄为 40~60 岁，男女性别间无明显差异，但艾滋病淋巴瘤患者多为男性。

5 哪些人容易患中枢神经系统淋巴瘤？

流行病学调查发现有三类人群容易出现中枢神经系统淋巴瘤：器官移植接受者；艾滋病患者；先天性免疫缺陷者（如系统性红斑狼疮、EB 病毒感染及类风湿患者）等。

如患者有颅内压增高症状，又合并轻瘫或精神障碍，外周血象白细胞分类中淋巴细胞比例增高，头颅 CT 与 MRI 检查显示中线结构、脑室周围多发或弥漫性生长的病灶，则诊断基本成立。

6 中枢神经系统淋巴瘤的分类有哪些？

中枢神经系统淋巴瘤可以分为霍奇金淋巴瘤和非霍奇金淋巴瘤。霍奇金淋巴瘤的患者主要为年轻人；非霍奇金淋巴瘤的患者各个年龄都有，老年人较多。非霍奇金淋巴瘤的分类主要是组织病理学的分类，包括 T 细胞非霍奇金淋巴瘤、B 细胞的非霍奇金淋巴瘤。

7 中枢神经系统淋巴瘤生长快吗？有哪些临床表现？

中枢神经系统淋巴瘤细胞是一种异型性细胞，比正常的细胞增长快，增长速度医学上没有具体描述。因此中枢神经系统淋巴瘤病程短，大多在半年以内，其主要症状与体征由其占位效应或弥散性脑水肿所致，早期表现为头痛、呕吐等高颅压症状，并可伴有精神方面的改变。局限性体征取决于肿瘤的部位和范围，可出现肢体麻木、瘫痪、失语和共济失调等，癫痫少见。

临床表现可分成 4 组：①脑部受累症状（占 30%～50%），主要表现为头痛、视力模糊、性格改变；②软脑膜受累症状（10%～25%）；③眼睛受累症状（10%～20%）；④脊髓受累症状（不足1%）。

8 中枢神经系统淋巴瘤会自愈吗？

中枢神经系统淋巴瘤也属于恶性肿瘤，一般来说恶性肿瘤都是不能完全治愈的，而且治疗后也会有复发的可能性。中枢神经系统淋巴瘤不会自愈，如不规范治疗患者的中位生存期只有12～18个月，5年生存率为3%～4%。但由于放疗及化疗策略的改进，如以含高剂量氨甲蝶呤（MTA）为主的化疗方案联合全脑放疗的应用，使患者的中位生存期可至3～4年，5年生存率为22%～40%。

9 中枢神经系统淋巴瘤会遗传吗？

一般来说，原发性中枢神经系统淋巴瘤是不会遗传的。患有原发性中枢神经系统淋巴瘤会改变一些基因，但是目前并没有证据证明它是一个遗传性疾病，并且到目前为止，国内外都没有报道过原发性中枢神经系统淋巴瘤有遗传倾向。

10 中枢神经系统淋巴瘤会传染吗？中枢神经系统淋巴瘤会转移吗？

中枢神经系统淋巴瘤不是传染病，不会传染给其他人。传染病是指传染源（人或是其他寄主）携带病原体，通过传播途径感染易感者的疾病。中枢神经系统淋巴瘤是非感染性疾病，无传染源存在，自然没有传染之说。

原发性中枢神经系统淋巴瘤是发生于淋巴结以外的一个异常

变体。通常它会侵及软脑膜、眼球脑脊髓，一般没有全身转移的特征，其他部位转移的也比较少，是一种危险程度非常高的霍奇金淋巴瘤。虽然病毒感染的人群中的发病率高于正常人群，但它基本上还是局限于颅内的，很少转移。

11 中枢神经系统淋巴瘤有什么治疗方式？做手术能治愈吗？

由于本病的浸润性及多灶性生长的特点，单一手术治疗平均生存期仅为 3.3～5 个月。据调查，对于中枢神经系统淋巴瘤患者只进行手术治疗，预后和生存率并没有改善，故目前仅限于定向性诊断和顽固性脑水肿的姑息治疗；但手术可以明确诊断和降低颅内压。中枢神经系统淋巴瘤的治疗包括一般治疗、放疗、手术治疗、化疗。

12 中枢神经系统淋巴瘤患者术前需要做哪些准备？

术前准备包括：身体状况评估；全血细胞化验；出血、凝血时间检查；肝脏、肾脏功能检查；可能经过血液传播相关疾病的检查，如乙型肝炎的检查、艾滋病的检查、梅毒的检查等；心电图检查；心脏和腹部超声检查；必要时要进行肺功能检查。

13 中枢神经系统淋巴瘤开颅手术的并发症有哪些？

中枢神经系统淋巴瘤开颅手术的并发症主要包括以下几种：①手术当中出现脑膨出；②无法控制的颅内高压；③术后出现迟发性的颅内出血；④术后出现严重的脑水肿；⑤术后出现脑疝；⑥术后出现了严重的颅内感染；⑦术后出现脑积水和癫痫；⑧硬

脑膜下积液。

14 中枢神经系统淋巴瘤复发后可以再次手术吗？

淋巴瘤复发患者预后相当差，最常见病灶原位复发，也有颅内其他部位，甚至全身复发等。在放疗的患者中，92%未能完全缓解，其中83%有脑内复发，9%有脑内和脑外的复发。复发后病程进展非常迅速，但如果积极治疗也能延长存活时间，可根据情况再行手术，术后配合放疗或化疗。

15 中枢神经系统淋巴瘤术后患者为什么要定期复查？

淋巴瘤术后一定要进行相应的复查，防止肿瘤细胞再次扩散。一般治疗后第1年内每3个月要复查1次，第2年每3~6个月复查1次，第3年可以半年复查1次。

第八章 血管网状细胞瘤科普知识问答

1 什么是血管网状细胞瘤？是良性肿瘤还是恶性肿瘤？

单中枢神经系统血管网状细胞瘤是一种良性的真性血管病变，但合并有凡—林豆综合征者呈多样性临床表现，并伴有恶性肿瘤形成的倾向。

世界卫生组织将其归类于起源未明的Ⅰ级肿瘤。有分散性和家族遗传性两种，两者之比约为 3∶1，其中后者又称为凡—林豆综合征，呈家族性发病，是一种常染色体显性遗传良、恶性肿瘤综合征，可累及多个器官，除中枢神经系统血管网状细胞瘤外，还常累及的器官有眼底视网膜、肾上腺和肾脏等（各器官发病年龄可不相同）。临床表现为全身多脏器肿瘤或囊肿，具有家族性、多发性、多器官特征。

2 血管网状细胞瘤会有哪些临床症状？

中枢神经系统血管网状细胞瘤的临床症状取决于肿瘤所在的部位和大小以及是否伴有囊肿、水肿，因而无特异性。早期临床

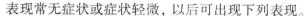

表现常无症状或症状轻微，以后可出现下列表现。

（1）小脑血管网状细胞瘤：占血管网状细胞瘤总数的2/3，好发于小脑和近中线部位，有头痛、步态不稳、恶心呕吐和脑积水等表现。

（2）脑干血管网状细胞瘤：多见于延髓，其次为桥脑，表现为感觉迟钝、共济失调、吞咽困难、反射亢进、头痛、食欲缺乏等。

（3）脊髓血管网状细胞瘤：多位于后根区，表现为肢体感觉减退或疼痛、乏力、共济失调、反射亢进等。

（4）凡—林豆综合征：可累及多个器官，如为全身多脏器的肿瘤或囊肿，具有家族性、多发性、多器官特征。

（5）红细胞增多症仅见于1/4的病例，主要表现为红细胞计数及血红蛋白增多。肿瘤切除或放疗后红细胞计数可恢复正常；但肿瘤复发时，又出现红细胞计数增多。

（6）妊娠可促使血管网状细胞瘤生长，使无症状血管网状细胞瘤变成有症状。

3 血管网状细胞瘤是否有遗传倾向？怎么才能早发现血管网状细胞瘤？

国内外近20年的病例研究显示，散发性无家族史的患者无遗传倾向，但凡—林豆综合征的患者子女约有50%遗传该病的风险。一般建议患有凡—林豆综合征者或高危人群从青春期开始每12~36个月进行颅脑、脊髓MRI检查；建议眼科检查应在婴儿期进行一次；建议从16岁开始，每年进行一次腹部CT或MRI检查。

4 血管网状细胞瘤有哪些高危人群？有何预防措施？

血管网状细胞瘤约占中枢神经系统肿瘤的 0.93%，自然人口发病率为 0.16/10 万，男女发病比例为 1.45∶1，以 30~50 岁最多见。

由于凡—林豆综合征是常染色体显性遗传，患者子女约有50%遗传该病的风险，其兄弟姐妹、父母甚至远方亲戚都是凡—林豆综合征的高危人群。对于那些凡—林豆综合征最初确诊的患者，对其家庭成员及亲戚进行基因筛选是有益的。美国临床肿瘤学协会建议对所有高危人群进行基因检测（筛选）以确定是否遗传凡—林豆综合征，明确凡—林豆综合征的高危人群必须严密随访和监控；没有遗传凡—林豆综合征突变基因的人可免除烦琐和昂贵的年度检查。至今没有任何有效的临床措施来预防和治疗凡—林豆综合征，需要终身随访和监控，尤其是对中枢神经系统、眼睛以及肾脏的检查。

5 血管网状细胞瘤有何治疗方法？

迄今尚无治疗该病的特效药，主要以外科手术切除为主。近年来有一些抗肿瘤血管生成药用于临床试验，有一定的疗效。如SU5416 治疗多发性血管网状细胞瘤；贝伐珠单抗和雷珠单抗治疗视网膜血管网状细胞瘤；厄罗替尼治疗复发性多发性凡—林豆综合征。

由于凡—林豆综合征呈现出暂停式生长模式，对无症状凡—林豆综合征可暂时不需要手术，一旦出现症状应及时进行手术。

放疗的治疗效果存在争议，一般不推荐预防性治疗无症状的血管网状细胞瘤，仅作为一种难以以外科手段切除肿瘤的辅助治

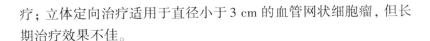

疗；立体定向治疗适用于直径小于 3 cm 的血管网状细胞瘤，但长期治疗效果不佳。

6　中枢神经系统血管网状细胞瘤的手术难度与效果如何？

　　中枢神经系统血管网状细胞瘤大多发生在小脑、延髓和桥脑等脑部的关键位置，手术难度较大，但专业神经外科可以胜任此病的手术治疗，有效切除率达90%，病死率控制在1%以下，大多数手术可以完全切除而获得根治。

7　血管网状细胞瘤术后的生存率和复发率如何？

　　大多数血管网状细胞瘤可以完全切除根治，原发肿瘤全切除后复发率为1%～16%，无症状间隔时间平均为4.5年。血管网状细胞瘤术后复发的相关因素与患者年龄较轻（一般小于 30 岁）、患有凡—林豆综合征、有多发性肿瘤、实质性血管网状细胞瘤及病理组织类型有关。凡—林豆综合征患者的平均寿命为 49 岁，患者死亡最常见的原因是中枢性血管网状细胞瘤或肾细胞癌引起的并发症。高危人群进行突变基因筛查和系统的检查，进行手术完全切除以及术后定期复查等，有数据表明，这些措施有助于患者的预期寿命超过 16 年。

8　预防血管网状细胞瘤术后复发应该怎样做？

　　血管网状细胞瘤术后需半年至一年复查一次，主要做脑部、脊髓 MRI 检查和眼科检查以及腹部 CT 或 MRI 检查。

第9章　椎管肿瘤科普知识问答

1　椎管是什么？有什么作用？

椎管是由游离椎骨的椎孔和骶骨的骶管上下连成的呈细长管道的组织。其上接枕骨大孔与颅腔相通，下达骶管裂孔而终；其内容纳脊髓、脊髓被膜、脊神经根、血管及少量结缔组织。

2　椎管肿瘤有哪些？临床症状有哪些？

椎管肿瘤分为髓内肿瘤和髓外肿瘤两种。椎管肿瘤常见的髓外肿瘤有脊膜瘤、神经鞘瘤、转移瘤、骨源性肿瘤等；常见的髓内肿瘤有室管膜瘤、胶质细胞瘤、髓母细胞瘤等。

椎管肿瘤的主要症状有肢体活动无力、肢体及颈部疼痛、躯体感觉减退或敏感、大小便失禁或便秘尿潴留、呼吸循环及体温调节功能障碍、脑积水导致的颅内高压症状、走路偏斜、脊柱畸形等。

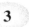

3 **椎管肿瘤会遗传吗？会播散、转移吗？**

椎管肿瘤是由相关因素导致的基因突变而生长的，大部分椎管肿瘤是没有遗传性的，个别椎管肿瘤会遗传到下一代子女，如血管网状细胞瘤。大部分椎管肿瘤不会播散，个别肿瘤会播散如恶性室管膜瘤及恶性胶质瘤。

4 **椎管肿瘤容易误诊吗？怎样避免误诊？**

椎管肿瘤会误诊且误诊率较高。因为椎管肿瘤引起的常见症状与颈椎病、腰椎病等症状极其相似，所以患者出现症状后就诊的医院往往是基层医院。又因椎管肿瘤发病率低，基层医生临床上遇到该病的概率很小，故常将其诊断为脊柱退行性病变，予以保守治疗而延误手术时机。若患者出现的临床症状经过相关医疗措施的治疗其症状无明显改善，则需尽早行 MRI 检查明确诊断，以免误诊误治。

5 **椎管肿瘤如何早诊断、早治疗？有什么检查手段？**

椎管肿瘤是可早期诊断、早期治疗的，这与国民对椎管肿瘤了解的程度有一定关系。相关部门应普及椎管肿瘤相关知识，特别是临床表现如常见的四肢麻木无力、走路偏斜、四肢感觉障碍等症状。若早期发现预警症状可及时行椎管相关检查，以便及时发现病变，及时救治。椎管肿瘤常见检查手段为 MRI 及 CT 检查等。

6 椎管肿瘤主要的治疗方式有哪些？手术方式有哪些？术后需要化疗、放疗吗？

椎管肿瘤的治疗方式包括手术切除治疗、放疗、化疗、免疫治疗等，主要治疗方式为手术切除治疗。椎管肿瘤目前无明确疗效的保守治疗方式，绝大部分可行手术治疗且效果较好。

椎管肿瘤手术方式有开放式手术和椎管镜微创手术。手术风险主要由椎管肿瘤位于椎管的哪个阶段决定的，主要是肢体活动障碍、躯体感觉障碍、性功能障碍及大小便功能障碍，少见有呼吸困难障碍。手术治疗早期椎管肿瘤病变，大部分临床早期症状可恢复正常状态；若肿瘤生长到足够大小，侵犯压迫中枢神经及神经根，错过适宜的手术时机，则常见的肢体瘫痪及大小便失禁等症状术后难以恢复。

大部分常见的椎管肿瘤如神经鞘瘤、脊膜瘤等不需要进行放疗和化疗；良性肿瘤即使残留也不需要进行放疗和化疗；个别恶性肿瘤需要进行放疗和化疗，如髓母细胞瘤、恶性室管膜瘤等。

7 椎管肿瘤哪些手术需要内固定？为什么需要内外固定？

大部分开放式的椎管肿瘤手术需要采用内固定技术，手术破坏椎板阶段不大于两个可以不采用内固定技术。内固定技术的使用主要是防止脊髓本身损伤，避免术后脊柱畸形的并发症及增加脊柱稳定性，提高患者术后生活质量。

8 椎管肿瘤术后伤口多久拆线？伤口需要放置引流管吗？伤口护理要点是什么？

椎管肿瘤术后的背部切口缝线一般于术后第 14 天拆线，具体拆线时间需要依据患者的伤口愈合情况进行判定，每个人的体质不同，拆除手术切口缝线的时间也不同。依据术中具体情况决定是否放置引流管，大部分开放式椎管手术需要放置引流管。引流管可将患者渗出的脑脊液、血液及组织间液引流到体外，从而促进患者手术切口尽快愈合。要想降低伤口感染率，术后伤口护理是关键，要点：清洁、透气。

9 椎管肿瘤术后并发症可预防吗？

椎管肿瘤术后大部分并发症是可以预防的，比如深静脉血栓、伤口感染等。预防的效果与多因素相关，如患者的依从性，患者的营养情况，患者是否嘱医嘱、听宣教，患者本人及家属配合措施是否正确等。

10 椎管肿瘤引起的大小便功能、性功能、肢体活动障碍术后能恢复吗？

椎管肿瘤引起的大小便功能、性功能、肢体活动障碍相当一部分患者术后是可以恢复的，不过与患者出现临床症状的时间长短有明显关系。临床症状出现的时间越短，此临床症状恢复的可能性就越大，所以说早期手术治疗是关键。

11 椎管肿瘤术后如何预防便秘？如何预防深静脉血栓？

椎管肿瘤患者术后需要卧床的时间相对较长，绝大部分患者有便秘情况，术前培养病床上大小便习惯，术后多吃蔬菜水果并依据具体情况适当予以通便药物如酚酞片、番泻叶及开塞露等。

预防深静脉血栓主要是在病情允许的情况下尽早让患者下床活动，卧床患者应予以双下肢的主动、被动活动及相关的预防血栓护理治疗，依据患者血液是否存在高凝状态决定是否予以抗凝药物。

12 椎管肿瘤术后功能锻炼治疗方式有哪些？营养神经的药物有哪些？

功能锻炼康复方式主要有针灸、推拿、辅助治疗仪器及工具的使用等。药物有单唾液酸四己糖神经节苷脂钠、乙酰谷酰胺注射液、依达拉奉注射液、甲钴胺相关制剂及维生素和改善神经血液供应的血管活性药物如三磷酸腺苷、尼莫地平片等。

13 椎管肿瘤患者术后的饮食应该注意些什么？

术后患者饮食要从饮用温开水过渡到以流质饮食为主，再过渡到易消化、易吸收的食物，最后过渡到正常的饮食。注意事项：①患者在排气之后应该先饮用温的白开水；②如果患者没有腹胀腹痛等不适，再食用一些小米粥之类的、易消化的流食；③在没有明显不适的情况下，可过渡到面条、馄饨这样比较容易消化和吸收好的食品。

14 椎管肿瘤术后会复发吗？术后多久复发？

所有椎管肿瘤术后都有复发的可能性，复发与肿瘤是否全切除或扩大切除有关，肿瘤残留是复发的根本原因。一般来说，良性肿瘤复发率低，复发间隔长，恶性肿瘤复发率高；而椎管恶性肿瘤少见且发病率低，术后多久复发与肿瘤具体性质种类有关。术后患者保持良好心态、积极向上的生活工作习惯可适当延长肿瘤复发时间。

第十章 脑瘤护理科普知识问答

1 脑瘤患者术前为什么需要戒烟酒？要提前多久开始戒烟酒？

吸烟会使气管、支气管分泌物增加，烟里的尼古丁等成分有收缩血管的作用，可使伤口局部血液循环障碍，使伤口长期不愈合。酒里的乙醇与某些抗菌药物结合会引起严重的酒精中毒症状。手术前至少需要戒烟酒 2 周。

2 脑瘤患者术前为什么需要备皮？

术前皮肤准备简称备皮，是一项操作简单而且能够有效减少外科手术部位感染的护理措施，可降低术后切口感染率。脑瘤患者术前应备皮头部及前额，保留眉毛；经鼻蝶鞍区手术需修剪鼻毛。

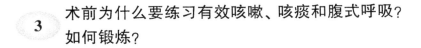

3 术前为什么要练习有效咳嗽、咳痰和腹式呼吸？如何锻炼？

练习有效咳嗽、咳痰和腹式呼吸可以改善肺功能，提高患者对手术的耐受性，从而降低术后并发症的发生率。

练习有效咳嗽、咳痰：应采取坐位或卧位，先行 5~6 次深呼吸，于深吸气末屏气，然后咳嗽，连续咳嗽数次使痰液抵达咽部附近，再用力咳嗽将痰排出。

练习腹式呼吸：取立位或半坐位，左、右手分别放在胸前或腹部，吸气时用鼻吸入，尽力挺腹，胸部不动；呼气时用口呼出，同时收缩腹部。缓慢呼气和深度吸气，每分钟呼吸 7~8 次，每 10~20 分钟为 1 组，每日 2 组。

4 术前为什么要练习床上大小便？

脑瘤术后因病情需要，要求患者卧床休息，故术前练习床上大小便可避免体位改变而造成的排尿、排便困难，从而减少患者术后的痛苦。

5 术前感冒发热了，还可以做手术吗？

不可以。感冒是由病毒或细菌感染导致的上呼吸道炎症性反应，而炎症会增加气道高反应性，感冒时机体会产生一系列免疫反应与体内病毒或细菌斗争，任何手术或麻醉方式都会影响人体免疫力，从而增加手术的风险，甚至累及其他器官及系统。在感冒的状态下，全身麻醉时患者可能会发生喉痉挛，导致人体肺部无法正常通换气，从而危及生命。

6 术前月经来潮，可以做手术吗？

不可以。月经期间凝血功能相对于非月经期间来说是异常的，会使手术创面渗血较多，影响手术操作及导致术后渗血过多等继发问题。并且月经期患者疼痛敏感性增加，不利于术后护理。通常术后需留置导尿管，月经期会增加尿道感染的机会，不利于伤口愈合。因此，月经期间应尽量避免做手术，可将手术时间推迟在月经干净后 3~5 天内进行。

7 术前及手术当日需要做哪些准备？

手术前一日完善术前准备：进行合血、皮试、麻醉评估、备皮、手术标识；查看手腕带是否清晰，告知家属备好需要的影像学资料（MRI、CT 检查结果等）；告知禁食禁水时间。

手术当日准备：拭去指甲油、口红等化妆品，取下活动性义齿、眼镜、发夹、手表、首饰和其他贵重物品；换好手术病服，必要时护士会为您留置胃管、尿管等；护士会为接台手术的患者输注液体以补充能量，所以您不需要担心饥饿。

8 术前一晚失眠，怎么办？

医护人员应向患者介绍手术方式及治疗方案，给予相关的心理指导，从而消除患者紧张及焦虑情绪，必要时可给予镇静安眠药。

9　脑瘤术后有后遗症吗？

脑瘤术后是否有后遗症与肿瘤的生长部位、生长方式以及其病理特征有关。如肿瘤生长位置浅表且不在功能区，后遗症会很少。

10　术后什么时候可以饮水、进食？

全身麻醉患者清醒后 4~6 小时内禁食、禁饮，以免引起呕吐。6 小时后无吞咽困难、无明显呕吐、无呛咳则建议进食少量流质食物，如米汤、菜汤等，并逐渐过渡到半流质饮食、软食、普食。

11　脑瘤手术饮食要注意什么？"发物"能吃吗？有没有忌口的？

饮食应摄取营养丰富、全面的食物，如含有丰富蛋白质和维生素的食物，多食用新鲜蔬菜水果，避免碳酸饮料、浓茶、咖啡等刺激性饮料，严格戒烟酒。肿瘤患者自我禁食"发物"的现象非常普遍，许多患者担心食用后会引起肿瘤复发而忌口。研究表明，所谓的"发物"主要是指食物中含有激素、异体蛋白、组胺等物质，易引起或加重肠胃、呼吸、过敏性疾病的食物，与肿瘤无关。忌口是指患者不吃那些会加重疾病的、或与药物不相宜的食物。忌烟、酒、霉变、烟熏、腌制食物。

12 作为家属要怎么照顾术后患者？

心理护理：作为家属，在精神上给予患者多鼓励、多沟通、多交流。

身体护理：做好患者的身体清洁，适当运动；对于长期卧床的患者，应加强肢体功能锻炼，勤翻身拍背。

饮食护理：予以清淡、营养丰富、易消化的饮食，水果、蔬菜、肉、蛋均衡搭配。经常更换食谱，改变烹饪方法，提高食欲。适量饮水，保持大便通畅。

13 开颅术后什么时候可以下床活动？下床活动时需要注意什么？

术后第 1~2 天，抬高床头 30°~45°，鼓励在床上进行适量活动；术后第 2~3 天由医护人员进行专业指导，采取循序渐进式下床活动，先让患者在床边静坐 5~10 分钟，无不适后，再进行离床站立或床边活动，及时倾听患者主诉，预防跌倒。

14 椎管内肿瘤术后患者什么时候可以起床活动？活动时需要注意什么？

椎管内肿瘤术后卧床至少 2 周，2 周后患者坐起、站立脊柱受力时需佩戴颈托、腰托、胸托，佩戴时间为 3~6 个月。翻身时注意保持头颈、躯干一致，防止脊柱扭曲导致损伤。出院后仍需睡硬板床，腰部不做大幅度旋转、弯腰，避免抬重物及长时间的站立。颈椎术后患者避免头部的突然或快速转动，不宜仰头或低头时间过久，以免发生意外。

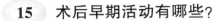

15　术后早期活动有哪些？

早期下床活动可以促进术后患者肠胃功能恢复、减少肺部并发症、减少下肢深静脉血栓的形成，更重要的是能够有助于增强患者本人的自我康复能力。其内容包括床上活动（如做深呼吸）、四肢主动活动、踝泵运动及间歇翻身等。病情允许条件下，鼓励并协助患者逐步离床活动，逐渐增加离床活动次数、时间和范围。每次活动以不使患者过度疲劳为度。

16　术后肢体偏瘫或活动障碍，如何进行康复？家属该如何进行支持？

鼓励患者床上自主活动，遵循循序渐进的原则，进行四肢肌力及关节训练，进行相关的被动及主动运动；与患者及家属共同制订康复训练计划，告知患者及家属康复锻炼的重要性，鼓励患者使用健侧肢体从事自我照顾的活动，并协助患侧肢体进行主动或被动运动；教会家属协助患者锻炼的方法并告知相关注意事项，使患者保持正确的运动模式。

17　什么是深静脉血栓？有哪些表现？怎么预防？

深静脉血栓是指血液在深静脉血管内不正常凝结，使管腔部分或完全阻塞，从而导致静脉回流障碍，是常见的血栓类疾病。下肢深静脉血栓形成的典型表现往往是单侧下肢（左下肢多见）出现肿胀、疼痛、皮温升高，休息后肿胀无明显缓解。

预防深静脉血栓可以从以下几个方面进行：

（1）基本预防：应尽早开始进行下肢的主动或被动活动，若病情允许，应尽早下床活动；避免下肢静脉穿刺，特别是反复穿刺，尤其是左侧；饮食以清淡为主，避免喝咖啡、浓茶等刺激性饮料，戒烟戒酒；多饮水，控制血糖血脂。

（2）物理预防：使用间歇式充气加压装置，使用足底静脉泵或穿梯度压力弹力袜。

（3）药物预防：遵医嘱按时按量使用抗凝药物，如低分子肝素制剂。使用抗凝药物有出血风险，使用期间如果有牙龈出血、皮肤有出血点或瘀斑、大小便有出血，应及时通知医生。

18 哪些患者需要记录出入水量，为什么要记录出入水量？怎么记录？

开颅术后的患者都需要准确地记录 24 小时出入量，它是反映机体内水、电解质及酸碱平衡的重要指标，可直接反映患者的病情变化，协助医生及时了解患者病情、进行明确诊断、制定治疗方案，提高疗效。

正确记录出入水量：

（1）入量。记录患者所有的静脉输液量、经胃管摄入量、患者经口摄入液体和患者摄入的食物。

（2）出量。显性失水：主要有尿液，其次包括大便、呕吐物、咯血量、痰量、胃肠减压抽出液量、各种引流管及伤口渗出液等。非显性失水：皮肤蒸发、呼吸蒸发等。体温每升高 1℃，每日每公斤体重将增加失水 3~5 mL，明显出汗失水更多，汗液湿透一身衬衣裤约失水 1000 mL，呕吐一满口约 50 mL，半口约 25 mL。

19　术后便秘该如何预防及处理？

术后便秘的预防：

（1）饮食指导：多食水果、蔬菜、豆类、粗粮等富含粗纤维的食物如芹菜、韭菜、菠菜、南瓜、苦瓜、苹果、梨等；早晨起床空腹喝杯温水，保证每日饮水量 2000~2500 mL，以促进肠道蠕动；还可以食用一些具有润肠通便的食物，如香蕉、蜂蜜、黑芝麻、核桃仁等。

（2）按摩与运动：饭后 30 分钟内沿结肠走向从右向左环形按摩下腹部并每次不少于 30 圈，尽量参加力所能及的运动如散步、做操等。

（3）养成定时排便习惯：根据日常生活习惯安排排便时间并坚持。

术后便秘的处理：

遵医嘱服用缓泻剂，但不应长期使用；大便干结时可用开塞露塞肛（先挤少量开塞露润滑顶部再全部挤进肛门，保持 5~10 分钟再排便）；口服或经肛门灌肠；人工掏粪。

20　抗癫痫药物术后该怎么服用？需要注意的事项有哪些？

术后仍须遵医嘱规律用药，切忌突然停药、减药、漏服药及自行换药，服用时间严格遵医嘱，严密观察药物不良反应。长期服药患者应定期监测血药浓度，以便及时调整抗癫痫药剂量，预防药物中毒；避免刺激，保持情绪稳定；勿从事高空作业、潜水、驾驶或有危险的机械操作工作；外出最好家属陪伴并随身携带病情卡片。

21 术后眼睑肿胀、眼睑闭合不全该如何护理？

术后眼睑肿胀可以通过抬高床头，调整伤口敷料松紧度，促进局部血液循环来减轻水肿。术后眼睑肿胀会慢慢消退，不必过于担忧，可外涂液体敷料(如赛肤润)消肿。

眼睑闭合不全可用生理盐水棉球，由内眦向外眦及时清除眼部分泌物。白天遵医嘱定时滴注眼药水，夜间睡前涂敷眼膏封闭睑裂处。睡觉外出时佩戴眼罩，或用凡士林纱布覆盖保护双眼，或用蝶形胶布黏合上下眼睑，必要时缝合上下眼睑。康复期指导患者进行睁眼、闭眼动作，同时给予眼周皮肤按摩，增加血液循环。

22 有糖尿病、高血压等慢性疾病的患者，如何更好地做好术后康复？

有糖尿病、高血压等慢性疾病的患者，每日食盐摄入量应小于 6 g。控制总热量的摄入，摄入量以达到或维持正常体重为宜，平衡膳食，荤素搭配，粗细搭配，少食多餐，定时定量进餐，减少脂肪、动物内脏的摄入。适当运动锻炼，如散步、太极拳等，最佳运动时间是餐后一小时。调整好心态，避免情绪激动，必须遵医嘱按时按量服药，不能擅自停药，经治疗血糖、血压得到满意控制后，可遵医嘱逐渐减少剂量。

23 术后出现声音嘶哑该如何护理？

避免过多说话及用声过度，尽量运用文字和手势进行交流，必要时需噤声休息，少食辛辣食物及冷饮；注意观察患者声嘶情况，如发现声嘶突然加重或呼吸困难，立即报告责任护士。

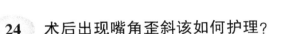

24　术后出现嘴角歪斜该如何护理？

术后勿用冷水洗脸，避免直接吹风。可用生姜末局部敷贴（30 分钟）或用温水毛巾热敷面瘫侧（2~3 次/天），以改善血液循环。餐后漱口，清除口腔患侧滞留食物，保持口腔清洁，防止口腔感染。尽早开始面肌的主动与被动运动。可对着镜子进行吹口哨、鼓腮、皱眉、闭眼以及咀嚼等动作训练，每天数次，每次 5~15 分钟，辅以面肌按摩，以促进早日康复。

25　术后出现饮水进食容易呛咳，该怎么办？

选择不易出现误咽的果冻样或糊状食物，根据病情逐渐过渡到普食。进食时宜取坐位或半坐位，不要用吸管吸水，以免食物及液体误入气管引起呛咳、窒息。对口腔或者咽部运动障碍而不能经口摄入水与食物者，可给予鼻饲，并注意观察胃液，以便及时发现并处理应激性溃疡。指导并教会患者进行空吞咽动作练习，使其能尽早恢复自行进食。

26　术后身上的各种管道，例如尿管、伤口引流管等什么时候可以拔除？家属该如何去护理？

术后留置的各种管道，主管医生会根据患者的具体病情按时拔除。家属在患者翻身、搬动及其他护理时，一定密切关注引流管状态，防止脱落、打折、受压、堵塞等不良情况发生，有任何异常及时报告医护人员。

27 出院后携带静脉输液港（PORT）及经外周静脉置入中心静脉导管（PICC），如何进行居家护理？

携带静脉输液港（PORT）出院后的居家护理：①保持局部皮肤清洁干燥，如输液港处出现发红、肿胀、灼热感，肩部、颈部出现疼痛，同侧上肢有浮肿或疼痛等症状，应及时告知医护人员；②携带输液港一般不影响日常工作，避免使用同侧手臂提过重的物品、做引体向上、托举哑铃、打球、游泳等活动度较大的体育锻炼；③出院后每四周对静脉输液港进行冲管封管维护一次，如有任何异常，及时去医院就诊。

经外周静脉置入中心静脉导管（PICC）出院后的居家护理：①保持局部清洁干燥固定；②可以适当从事煮饭、扫地、握拳、伸展等家务劳动及锻炼；③可以淋浴，淋浴前可以使用保鲜膜将导管包裹严密，如有浸湿须及时换药；④严禁插管侧手臂提 5 kg 以上的重物，或做引体向上、托举哑铃等持重锻炼，严禁游泳、盆浴、泡浴、打球、拖地、抱小孩、拄拐杖或者用置管侧手臂支撑着起床；⑤严禁在置管手臂测量血压；⑥出院后出现以下情况应及时去医院就诊，如感觉胸闷气短，导管体内部分滑出体外，置管侧手臂麻木，手臂或颈部肿胀，臂围增大>2 cm，敷贴松脱，输液接头脱落，体温>38℃，导管破损破裂，穿刺部位出现局部红肿、疼痛、有分泌物，以及穿刺点渗血且按压无效、导管回血等异常情况。

28 出院后的饮食需要注意的事项？

指导患者多食鱼肉、精瘦肉、蔬菜、水果、蛋等高蛋白、富含维生素、易消化的清淡食物，少食多餐，忌食辛辣刺激性（如辣椒、芥末、胡椒等)的食物，保证良好的营养，以促进机体早日康复。告知患者 3 个月内不宜服用保健品。避免吸烟、饮酒、嚼槟榔等生活习惯。

29　出院后多久复查？

根据医生指导一般是出院后 3～6 个月复查。如出现以下症状须及时复查就诊：①原有症状加重；②头痛、头晕、恶心、呕吐；③出现抽搐；④不明原因持续高热；⑤肢体乏力、麻木；⑥手术部位发红、积液、渗液等。

30　拆线后需要消毒、换药、包敷料吗？多久可以洗头？

拆线后不需要消毒、换药、包敷料。一般伤口拆线后愈合良好，1 个月后可洗头。洗头水温以 40℃～43℃ 为宜，不使用刺激性洗发水，经常用双侧掌根部或鱼际肌同时按摩头皮，由前向后，由上向下，动作要轻柔，每次 30 分钟，每天 3～4 次，以促进局部血液循环，利于头皮生长。

31　出院后该怎么锻炼？

适当休息 1～3 个月后可恢复一般体力活动。坚持体能锻炼(如散步、太极拳等)，劳逸结合，避免过度劳累。肢体活动障碍者，可在医护人员及家属陪伴下练习行走，可进行按摩、理疗、针灸等疗法加强肢体功能锻炼。鼓励患者适当参加社会活动，消除思想顾虑，行动不便者需有人陪伴，防止跌伤。

32 作为患者家属，出院后应注意哪些家庭护理？

（1）作为患者家属应树立信心，保持积极乐观的态度，帮助患者保护好伤口，避免伤口污染、潮湿。

（2）出院后需要继续遵医嘱按时按量服用抗癫痫药、激素类药的患者。家属应做好药物管理，勿随意增减量或停服、漏服，并应陪同患者定期至医院抽血检查血药浓度、肝肾功能、电解质、激素水平。

（3）对于肢体活动障碍者，家属应协助继续行肢体功能锻炼，防止废用综合征的发生。

（4）对于留有各类管道的患者，如尿管、PICC 管等，应知晓维护时间及方法，发现异常及时到医院就诊。

（5）术后需行化学治疗及放疗的患者，家属应协助患者遵医嘱及时治疗，以获得最佳治疗效果。

33 口服化疗药期间有哪些需注意的问题？

应空腹（进餐前至少一小时）服用化疗药，服用药物前后可遵医嘱使用止吐药；如果服药后出现呕吐，当天不能服用第二剂。化疗药物应整粒吞服，不能打开或咀嚼；如果胶囊有破损，应避免皮肤或黏膜与胶囊内粉状内容物接触。

服用化疗药物期间常见不良反应有胃肠道功能紊乱，特别是恶心、呕吐和便秘。在饮食方面以清淡、易消化的食物为主，避免辛辣、硬冷、油腻、油炸、烟熏的食物。

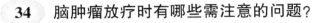

34　脑肿瘤放疗时有哪些需注意的问题？

　　放疗应按照医生的医嘱按时进行，不可任意增减次数。照射前按要求摆好体位，保护照射野标记，保持放射野内的皮肤清洁干燥，禁止局部摩擦、抓挠，不用刺激性药物、肥皂清洗，夏天外出避免光线直接照射，脱屑处不能强行撕扯。

　　放疗期间应注意口腔卫生。治疗前、后半个小时内，尽量不进食，每次放疗后安静休息 30~60 分钟，多饮水，每天饮水量至少为 2000 mL，并且需加强营养，饮食清淡。

　　放疗后可能会出现胃肠道反应，如恶心、呕吐，遵医嘱用药，保持心情愉悦，生活规律。

图书在版编目（CIP）数据

脑瘤患者康复自我管理指南／何正文主编. —长沙：中南大学出版社，2024.9
ISBN 978-7-5487-5774-0

Ⅰ. ①脑… Ⅱ. ①何… Ⅲ. ①脑肿瘤－诊疗 Ⅳ. ①R739.41

中国国家版本馆 CIP 数据核字（2024）第 067801 号

脑瘤患者康复自我管理指南
NAOLIU HUANZHE KANGFU ZIWO GUANLI ZHINAN

主　编　何正文
副主编　任年军　钟　喆　杨　杰

□出 版 人　林绵优
□责任编辑　陈　娜
□责任印制　李月腾
□出版发行　中南大学出版社
　　　　　　社址：长沙市麓山南路　　　　邮编：410083
　　　　　　发行科电话：0731-88876770　　传真：0731-88710482
□印　　装　广东虎彩云印刷有限公司

□开　　本　880 mm×1230 mm　1/32　□印张 4.125　□字数 107 千字
□版　　次　2024 年 9 月第 1 版　　□印次 2024 年 9 月第 1 次印刷
□书　　号　ISBN 978-7-5487-5774-0
□定　　价　68.00 元

图书出现印装问题，请与经销商调换